KÖRPERBILD, BEZIEHUNGEN UND SEXUALITÄT

OVEREATERS ANONYMOUS®
Deutschsprachige OA

Overeaters Anonymous, Inc.
World Service Office
6075 Zenith Court NE
Rio Rancho, New Mexico 87174-4020 USA
Mail address: P.O. Box 44020
Rio Rancho, NM 87174-4727 USA
1-505-891-2664
Website: www.oa.org

Aus dem Englischen übersetzter Nachdruck von
Body Image, Relationships and Sexuality #950

Deutschsprachige OA (Overeaters Anonymous)
Heckenrosenweg 33-35
47804 Krefeld Deutschland
Tel. +49 (0) 2151 771909
www.overeatersanonymous.de

Inhaltsverzeichnis

VORWORT

Dieses Buch ist eine Sammlung von Geschichten über die Themen Körperbild, Sexualität und Beziehungen. Jeder erlebt von Zeit zu Zeit Herausforderungen in diesen Bereichen. Wenn das nicht so wäre, wären wir nicht menschlich. Wer esssüchtig ist oder an zwanghaften Verhaltensweisen in Bezug auf das Essen leidet, erfährt entsprechende Herausforderungen jedoch möglicherweise viel öfter und in problematischerer Weise als andere. Die Zwölf Schritte von Overeaters Anonymous bieten einen Weg, Schwierigkeiten bei der Genesung in diesen Bereichen anzugehen und letztlich Gelassenheit im eigenen Leben zu finden.

All diese Geschichten wurden von Mitgliedern von Overeaters Anonymous (OA) geschrieben. OA besteht aus einer vielfältigen Gemeinschaft einzelner Mitglieder, die vom zwanghaften Essen genesen. Es wird leicht vergessen, dass wir Überlebende einer zerstörerischen Krankheit sind, die sich auf alle Aspekte unseres Lebens auswirkt. Durch die Arbeit in den 12 Schritten entdecken wir ein neues Verhältnis zum Essen, zu unserem Körper, unserer Sexualität und unseren intimen Beziehungen. Manche von uns müssen sich schwerem Leid stellen, das ihnen in der Vergangenheit angetan wurde. Wir erleben möglicherweise Zorn, Scham, Lähmung, Freude, Erleichterung und sogar Erstaunen während unserer Veränderung in der Genesung. Wir schauen vielleicht in den Spiegel, verblüfft über eine neue körperliche Erscheinung, eine blühende Sexualität und Attraktivität und wir spüren vielleicht eine Sehnsucht nach tieferen Beziehungen, unabhängig ob sie romantischer oder anderer Natur sind.

Wir können die kindliche Verletzlichkeit in uns nicht verleugnen, die wir während unserer Veränderung fühlen. Wir sind wie Kinder, die laufen lernen. Wir krabbeln, stolpern und stützen uns auf unsere Freunde, bis wir ohne Hilfe allein gehen können. Tatsächlich sind wir darauf angewiesen, dass unsere Freunde uns lieben, bis wir uns selbst lieben können. Ein gesundes Körperbild, eine Sehnsucht nach intimen Beziehungen und Sexualität sind gottgegebene Anlagen, die es zu feiern gilt.

Die Idee zu diesem Buch kam vom Weltdienstkomitee für junge Menschen, das der Auffassung war, dass OA-Mitglieder Literatur brauchen, die sich mit diesen Aspekten unseres Lebens befassen. Wir glauben, dass dieses Buch die Heilung in Lebensbereichen unterstützen kann, über die im Meeting nicht leicht zu teilen ist. Die umfassenden Auswirkungen unserer Krankheit und die Gefühle von Freiheit, die wir durch die Abstinenz erfahren, können in ihrer Gesamtheit am besten von unseren OA-Freunden ausgedrückt werden. Wie alt du auch immer bist, welches Geschlecht du hast, wie lange du im Programm bist oder was auch immer dich von anderen unterscheidet, wir laden dich ein, mit uns diese kraftvollen Genesungsgeschichten zu erkunden.

KÖRPERBILD

„Ich liebe es, mit meinem Körper verbunden und in meinem Leben gegenwärtig zu sein.“

- *Anonym*

In den folgenden Geschichten zeigt sich ein gemeinsames Thema: Vor der Genesung schämten sich viele von uns ihres Körpers oder hassten ihn sogar. Vielleicht hörten wir beim Blick in den Spiegel die kritische Stimme eines Elternteils oder Sticheleien von Mitschülern aus der Grundschule. Vielleicht kamen wir zu der Überzeugung, dass niemand uns attraktiv finden könnte mit unserem Gewicht, unserem Körper, unserer schlaffen Haut oder den Alterserscheinungen. Die meisten von uns sahen einen Körper, der nicht dem entsprach, was andere sahen, weil unsere Sicht von emotionalem und spirituellem Aufruhr getrübt war.

Eines der größten Geschenke der Genesung ist die Fähigkeit, unsere Körper so zu sehen, wie wir sie wirklich sind. Für manche heißt das zu erkennen, dass wir eigentlich normale, gesunde Körpermaße haben. Für andere kann es bedeuten, an den Punkt zu kommen, ihre Körper zu würdigen, die Kinder ausgetragen oder Missbrauch (einschließlich zwanghaftem Überessen oder Hungern) überlebt haben. Unsere Körper sehnen sich jetzt danach, sich zu entfalten. Mit dem Wandern anzufangen, tanzen zu lernen, schmeichelhafte Kleidung zu tragen oder, wie es ein Beitrag beschreibt, sogar zu einem FKK-Strand zu gehen.

Viele der Verfasser in diesem Buch beschreiben auch, wie sie lernen, mit jemandem intim zu sein und die Freude, dabei endlich eine Angst loszulassen, die sie gefangen gehalten hatte. Sie konnten das tun, weil sie bereit wurden, sich selbst zu lieben. Das war der Wendepunkt und danach sahen sie nicht nur ihren Körper mit neuen Augen, sondern die ganze Welt.

Mein Körper hat mich nicht im Stich gelassen

Vor OA wog ich 136 Kilo, aber ich sagte mir, dass mein Aussehen in Ordnung war, weil ich keine „schlampige Fette" war. Meine Haut war so gespannt, als wäre sie kurz davor, zu platzen, aber wenigstens hatte ich nicht so viele Falten im Gesicht. Lachfalten hatte ich jedoch auch nicht viele (weil ich nicht lachte), aber das glich ich mit einem Mehrfachkinn aus.

Es war unerträglich, in die Hitze und Luftfeuchtigkeit von Florida hinauszugehen, weil ich die ganze Zeit von Kopf bis Fuß in Schweiß gebadet war. Deshalb ging ich *nie* raus, um mich zu bewegen. Aber was soll's, ich ging sowieso fast nie *zu Fuß* irgendwohin. Schminken war sinnlos, weil mir das Makeup durch das Schwitzen einfach zerlief. Also machte ich mir nicht mehr die Mühe. Es war unmöglich, in meiner Kleidergröße schicke Kleidung zu finden und die meisten Sachen, die ich fand, waren aus synthetischem Material, irgendwelche Polyesterfasern, was das Problem mit der Hitze verschlimmerte. Es war, als trüge ich eine Plastiktüte. Ich kleidete mich aber in den leuchtendsten Farben, die ich finden konnte, purpurrot, türkis, gelb, weil ich wusste, dass mich schwarz nicht dünner aussehen lassen würde. Ich wollte allen ins Auge fallen. Niemand konnte je behaupten, dass er mich nicht sah.

Nachts musste ich wegen meiner Schlafapnoe ein Atemgerät benutzen. Es ist unmöglich, sich sexy zu fühlen (oder deinen Mann anzumachen), wenn du schnaufst wie ein Walross. Bei den seltenen Gelegenheiten, in denen wir intim waren, fiel mir das Atmen schwer und mein Mann hatte Angst, ich würde einen Herzinfarkt oder Schlaganfall bekommen. Ich war spirituell ausgelaugt und emotional leer und ich hielt mich für körperlich abstoßend.

Jetzt habe ich über 45 kg abgenommen. Ich hätte fast geschrieben „verloren", aber ich weiß immer, wo ich sie finden kann. Ich bin immer noch übergewichtig, aber körperlich, emotional und spirituell viel leichter. Ich habe an den Schenkeln Cellulitis, Dehnungsstreifen, einen schlaffen Bauch und „Fledermausflügel" unter den Armen. Aber ich habe nie ernsthaft kosmetische Operationen in Erwägung gezogen. Das sind meine Trophäen – Zeichen dafür, wie weit ich von der Person mit 136 kg entfernt bin, die ich vor diesem Programm war.

Mein Körper hat mich nicht im Stich gelassen. Er mag älter werden, aber ich kann gehen, Sport treiben, heben, tragen und mit meinen Enkelinnen spielen. Ich habe fast alle meine Originalteile. (Nur mein Weisheitszahn und ein paar Hirnzellen sind nicht mehr vorhanden. Das ist es, was zählt.) Ich bin dankbar für diesen meinen Körper, der zuverlässig läuft wie ein Uhrwerk und ich versuche, ihn täglich mit gesunder Energie zu versorgen und ihm Bewegung zu verschaffen. Ich versorge ihn mit allem, was er täglich braucht und übe mich in Selbstfürsorge. Er ist der Tempel, der meine Höhere Macht beherbergt und meine bedingungslose Liebe für alle birgt. Dieser Körper hat meinen Sohn und meine Tochter getragen und ernährt, meinen Garten gepflanzt und mich um die ganze Welt gebracht. Früher habe ich ihn missbraucht, aber jetzt würdige und liebe ich ihn – mit Fledermausflügeln und allem anderen.

- *Anonym*

Mein eigener Maßstab, was „in Ordnung" ist

Im vergangenen Jahr haben meine Ärzte und ich uns damit beschäftigt, was für mich ein gesundes Körpergewicht wäre. Warum wir da nicht auf einen gemeinsamen Nenner kommen, liegt darin begründet, dass ich immer noch an die Lügengeschichten meiner Mutter glaube, die sie mir in der Vergangenheit über meinen Körper und sein Gewicht erzählt hat.
Jahre unglücklicher Erfahrungen waren der Beweis dafür, dass alles über ein bestimmtes Gewicht hinaus nicht akzeptabel ist, weil „meine Mutter das gesagt hat". Mütter haben schließlich immer Recht, oder? Obwohl ich einen gesunden Teenagerkörper mit den Maßen 91-66-91

hatte, glaubte ich meiner Mutter, dass mich kein Junge mögen würde, weil ich zu fett war.

Diese Lüge nistete sich mit 15 (und 16, 17, 18 usw.) in mein Denken ein und blieb haften. Ich *weiß*, dass ich mich weiter bemühen muss, abzunehmen, bis ich dieses Idealgewicht erreiche, besonders jetzt, wo ich über 70 Jahre alt und 5 cm geschrumpft bin. Es spielt keinerlei Rolle, dass Mutter vor mehr als 14 Jahren gestorben ist. Ihre Stimme hallt immer noch in meinem Kopf weiter: „Du bist zu fett. Niemand wird dich so mögen."

Bei meiner letzten Gesundheitsuntersuchung sagte mir die Arzthelferin, dass ein gesundes Gewicht für mich höher ist als das, was ich anstrebe. Sie sagte, dass Menschen meines Alters ein Zusatzpolster an Gewicht für den Fall eines Unfalls oder längerer Krankheit brauchen. Ich wollte es ihr nicht glauben, weil Mutter das immer gesagt hatte...

Die altvertraute Vorstellung, dass Dicksein auch bedeutet, unattraktiv zu sein, lässt mich erkennen, dass der Gewichtsverlust von 23 kg in meinem Denken einiges in Bewegung gebracht hat. Einerseits sagt mir die Stimme der „Mutter", dass mich kein Junge (oder Mann) mögen wird. Andererseits merke ich, dass Männer freundlicher zu mir sind. Das bringt mich ziemlich durcheinander. „Zu dick" zu sein, war all die Jahre ein Schutzschild, das mich vor mir selbst und all meinen Wünschen geschützt hat.

Jetzt muss ich mich meinen Sehnsüchten stellen und auch lernen, wie ich gesunde Grenzen und Beziehungen haben kann. Da kommen eine ganze Reihe von Gefühlen hoch, die ich früher mit dem Essen weggestopft hatte. Ich bin dankbar, dass ich bei meinem Sponsor und anderen OAs Rat finde, wie ich mit diesen Gefühlen umgehen kann.

Wenn ich mir was zum Anziehen kaufe, läuft in mir innerlich ein Kampf ab, ob ich Sachen kaufe, die meine Figur verbergen oder meinen schlankeren Körper betonen. Dabei habe ich innerlich einerseits den Wunsch, gesehen zu werden. Andererseits fürchte ich mich davor (vielleicht) unerwünschte Aufmerksamkeit auf mich zu ziehen. Vor OA konnte ich meine Kleidung immer nur eine Zeitlang tragen, weil ich dauernd entweder zu- oder abnahm. Jetzt hängen die Sachen, die ich kaufe, langfristig in meinem Kleiderschrank. Deshalb ist es wichtig, die Anschaffungen sorgfältig zu planen. Manchmal macht es mich verrückt, wenn ich zu viele Sachen sehe, die ich mag, weil ich am liebsten davon eins in jeder Farbe kaufen würde. Das ist auch zwanghaft.

Wenn ich innehalte und mit dem Atmen ein Gebet an Gott, wie ich ihn verstehe, schicke, spüre ich Frieden und innere Klarheit. Dann bin ich bereit, die Lügen über den perfekten Körper, die meine Mutter mir vermittelt hat zu begraben und zu glauben, dass ich ein gesundes Gewicht habe. Ich kann mich entspannen, weil ich weiß, dass ich Schritt für Schritt, Tag für Tag mit Hilfe meiner Höheren Macht und von OA in Gelassenheit mit meinem neuen Körperbild leben kann.

- *Anonym*

Ich bin nicht mehr von mir und anderen isoliert

In meiner Kindheit war ich das dicke Kind. Ich unterschied mich von meinen Freunden, die alle schlank und von Natur aus sportlich waren. Ich war der schlechteste Skateboarder. Ich war der schlechteste Fußballer. Ich fühlte mich durch und durch schlecht. Ich hatte Dehnungsstreifen, ein Doppelkinn und Brüste.

Die Jungen im Ferienlager nannten mich „Tittchen“ (kein schmeichlerischer Spitzname). Meine Mutter sagte immer: „Du wärst glücklich, wenn du einfach das Übergewicht loswerden könntest.“ Das war eine Lüge, die ich glaubte und der ich nacheiferte. Als ich 18 war, nahm ich 45 kg ab. Ich war nicht richtig schlank, aber ich sah besser aus. Trotzdem hasste ich meinen Körper immer noch und fühlte mich im Vergleich zu anderen minderwertig. Mein Körperbild war so verzerrt, dass ich darum kämpfen musste, mich über den Gewichtsverlust zu freuen. Innerhalb von 2 Jahren hatte ich alles wieder zugenommen.

Ich glaubte, dass sich wegen meines Gewichts nie jemand in mich verlieben könnte. Körperliche Nähe mit einem anderen Menschen oder mir selbst war unmöglich – nicht aufgrund meines Aussehens, sondern wegen meines süchtigen Verhaltens und Denkens. Ich hatte so schreckliche Angst davor, dass jemand, den ich kannte, meine Überzeugung bestätigen könnte, dass ich ein schrecklicher Mensch bin. Deshalb isolierte ich mich von anderen und benutzte mein Gewicht als Weg, um andere davon abzuhalten, mich wirklich kennenzulernen.

Ich dachte, ich hätte deshalb nie eine Beziehung gehabt, weil ich dick war und wenn ich nur das erste Mal Sex haben würde, wäre ich glücklich genug, dass ich endlich ausreichend Willenskraft hätte, um mit dem Fressen aufzuhören. Beides war aber Teil der falschen Realität, die ich für mich selbst geschaffen hatte.

Ich war an einem furchtbar traurigen Ort, bevor ich zu OA kam.

Durch die Arbeit in den Schritten und die Abstinenz nahm ich *langsam* das Gewicht ab, das ich an Körper und Geist mit mir herumschleppte. Ich traf ein Mädchen und ließ sie, auch wieder ganz langsam, an mich heran. Sie wies mich nicht zurück. Ich war offen und von OA angenommen, also konnte ich mir erlauben, dass sich jemand in mich verliebte. Als wir miteinander im Bett waren, für mich war es mit 23 das erste Mal, ging das nicht bei Licht. Ich konnte nicht zulassen, dass jemand mich nackt sah, weil ich mich meines Körpers so sehr schämte. Im Lauf der Zeit wurde das besser und es fühlte sich nicht mehr falsch an. Sie nahm meinen Körper an, bevor ich es konnte. OA nahm meinen Körper an, bevor ich es konnte.

Lange Zeit kontrollierte ich meinen Körper zwanghaft im Spiegel, von meiner neuen Erscheinung verunsichert. Jetzt verwirrt mich mein Körper immer noch, aber ich lasse das einfach so stehen. Er und ich werden von vielen Menschen in und außerhalb der Meetingsräume angenommen und geliebt. OA hat mich fähig gemacht, das zu sehen.

Ich habe immer noch Dehnungsstreifen, ein leichtes Doppelkinn und eine Menge schlaffe Haut, aber all das ekelt mich nicht und ich hasse mich nicht dafür. Das sind Kampfnarben. Ich habe eine Menge Leid ertragen und etwas Großartiges geschafft. Das kannst du auch.

Ich habe keinen perfekten Körper und das ist völlig in Ordnung. Ich trage immer noch manchmal T-Shirts in Übergrößen, um nicht gesehen zu werden. Aber nur für heute bin ich OA und meiner Höheren Macht dankbar dafür, dass ich meinen eigenen Körper annehmen kann.

- *Anonym*

Ich bin nicht genug und das Glück findet woanders statt

Den größten Teil meines Lebens gestand ich mir das Ausmaß meiner Essstörung nicht ein.

Gelegentlich gab ich zu, „dass ich da eine Sache mit dem Essen habe", aber erst vor ein paar Jahren gab ich zu, dass meine „Sache mit dem Essen" zunehmend mein Leben beherrschte. Ich gestehe mir jetzt ein, dass ich eine zwanghafte Überesserin, Essvermeiderin, Bulimikerin und Orthorektikerin (jemand, der sich übermäßig mit dem „richtigen" oder „reinen" Essen beschäftigt) bin. Aber wenn ich ehrlich bin, besteht meine tiefste Sucht darin, dass ich versuche, meine Existenz auf dem Planeten zu rechtfertigen. Ich versuche zwanghaft, meinen

Wert zu verdienen, anstatt darauf zu vertrauen, dass er angeboren ist. Es ist völlig sinnlos zu versuchen, meinem kranken Geist zu beweisen, dass ich wertvoll bin. Ich frage meine Krankheit: „Bin ich genug?“, und sie antwortet jedes Mal mit einem lauten „Nein!“.

Jahrelang habe ich versucht, meinen Wert dadurch zu verdienen, dass ich dieser „perfekten“ Zahl auf der Waage nachjagte, jener „perfekten“ Jeansgröße, der „perfekten“ Figur. Jeder Geburtstag, Feiertag, Ferien oder andere Meilensteine waren ein drohendes Ultimatum: Wieviel kann ich bis dahin abnehmen? Aber keine meiner Anstrengungen befriedigten je den kranken Teil von mir, der ewig nach mehr giert.

Es gab Momente, in denen ich vor einem Ganzkörperspiegel stand und mir vorstellte, mir mit einem Messer Stücke meines Körpers wegzuschneiden. Es gab Momente, in denen ich dachte, ich könnte es keine Sekunde mehr in meinem Körper aushalten. Ich sah dünne Mädchen und glaubte, sie wären gegen Leiden und Schmerzen immun. Ich hasste sie dafür, weil ich mich so verzweifelt danach sehnte, mich besser zu fühlen und ich dachte wirklich, dünn sein würde alle meine Probleme lösen.

Ich habe mal von jemand gehört, dass unsere Krankheit sich in einem Satz zusammenfassen lässt: „Ich bin nicht genug und das Glück findet da drüben statt“. Jetzt sehe ich, dass sich hinter meiner Jagd nach dem perfekten Körper in Wirklichkeit die Suche nach der Erlaubnis verbirgt, mich selbst zu akzeptieren. Ich war auf einer traurigen, nie endenden Mission, einen Richter zufriedenzustellen, der mir das nie abkaufte und auch nie zustimmte. Diese nutzlose Mission bremste mein Leben und mein Glück aus und hielt mich in Depression und Angst gefangen.

In Wahrheit ist mein Körper weder das Problem noch die Lösung. Wenn ich meine Krankheit immer wieder frage, ob ich genug bin, wird die Antwort immer gleich sein, was auch passiert. So wurde ich endlich bereit, jemand anderen zu fragen. Weil ich süchtig danach bin, meinen Wert zu beweisen, muss ich jeden Tag, oft mehrmals am Tag, einchecken und demütig meine Höhere Macht fragen: „Bin ich gut genug?“ Die Frage ist dieselbe, aber heute ist die Antwort, die ich bekomme, eine andere. Immer nur für einen Tag bin ich bereit, zu meiner Höheren Macht zu kommen und ihr zuzuhören und ich kann mich jetzt entspannen in der Wahrheit, dass mir mein Wert innewohnt. Ich bin ein schöner, unvollkommener Mensch, der wie jeder andere sein Bestes tut. Ich kann endlich einfach nur ich selbst sein, ohne Schuldgefühle oder Scham.

Ich bin immer noch erstaunt, dass Selbstannahme alles ist, was ich je wirklich wollte. Was mich in meiner Genesung fast am meisten erschreckt ist, dass Selbstannahme genauso entspannend ist, wie an einem tropischen Strand zu liegen. Es ist, wie als ob man endlich in einer Hängematte schaukelt, nachdem man sich selbst jahrelang zum Wassertreten gezwungen hat.

Um diesen Teil meiner Genesung zu erhalten, muss ich jeden Tag etwas dafür tun. Es war keine Offenbarung, die plötzlich und unwiderruflich alles veränderte. Ich muss bereit sein, die Kontrolle aufzugeben und mich fürs Vertrauen entscheiden, immer und immer wieder, jeden Tag. Ich bin dankbar, dass ich für heute bereit bin, das zu tun.

\- *Anonym*

Wahre Schönheit kommt von innen

Ich kam vor 10 Jahren mit einem Gewicht von 136 kg zu OA. Einer der Erfolge, die ich als Nebenprodukt meiner Arbeit in OA verbuchen konnte, war ein Gewichtsverlust von 57 kg. Ich habe das Übergewicht im ersten Jahr meiner Abstinenz verloren und den Verlust gehalten. So halte ich seitdem mit kleineren Schwankungen (5 kg) das gleiche Gewicht.

Und ich kann euch versprechen, dass mein heutiges Gewicht nichts damit zu tun hat, welche Gefühle ich in Bezug auf meinen Körper habe.

Eine der überraschendsten Lektionen, die ich gelernt habe, ist die, dass meine Gefühle in Bezug auf meinen Körper und was ich mir sage, wenn ich in den Spiegel schaue, viel mehr mit meinem emotionalen und spirituellen Zustand zu tun haben, als mit meiner tatsächlichen körperlichen Erscheinung. Das betrifft sowohl meine Selbstwahrnehmung als die Art, wie andere mich wahrzunehmen scheinen.

Wenn ich mich fett fühle und mir sage, dass ich fett bin, sehen meine Augen eine fette Person im Spiegel. Wenn ich die Botschaft verändere, sogar, wenn ich nicht dran glaube, und dann hinschaue, dauert es nicht lange und ich sehe jemanden, der gut, ja sogar schön aussieht.

Wenn ich Zeiten habe, in denen ich mit meinem Körper unzufrieden bin, verhalte ich mich anders. Ich ziehe mich anders an. Ich neige dazu, schlabberige, schmucklose Kleidung zu tragen und ich schlurfe darin so durch den Tag. Meine Sponsorin hat mir vor einigen Jahren gesagt, wenn ich mich anziehe, um aus dem Haus zu gehen, ist es wichtig, dass ich mir davor selbst im Spiegel gefallen. Wenn ich nicht daran glaube, dass ich gut aussehe, verstecke ich mich. Das mag nicht bei jedem so sein, aber für mich hat es sich bewahrheitet.

Es ist einfach so - wenn ich wirklich positive Gefühle mir gegenüber habe und beim Blick in den Spiegel jemanden sehe, den ich mag, bekomme ich zwangsläufig Kommentare von anderen über meinen Gewichtsverlust. Leute sagen spontan: „Du hast abgenommen" und dergleichen. Ich höre solche Kommentare ganz oft, bei OA und außerhalb, wenn ich mich eine Zeit lang gut gefühlt habe. Früher hat mich das verwirrt und frustriert. Ich hatte doch gar nicht abgenommen. Was sahen die bloß?

Ich denke, ich weiß es. Schönheit kommt von innen. Wie schön ich bin, hängt mehr davon ab, wie schön ich mich fühle, als davon, wie ich tatsächlich aussehe. Die Leute verwechseln anscheinend das, was sie von der in mir wachsenden inneren Schönheit wahrnehmen, wenn ich emotional und spirituell an einem guten Ort bin, mit einer äußeren körperlichen Veränderung. Die meisten Leute, die ich kenne, denken automatisch, dass jemand, der anders und besser aussieht, abgenommen hat. Daher denken sie, das ist bei mir auch der Fall. Es ist mir so oft passiert, dass ich es nicht mehr für einen Zufall halte. Wenn Leute Bemerkungen über meinen „Gewichtsverlust" machen, weiß ich, dass sie einfach falsch deuten, was ihre Augen ihnen zeigen: In Wirklichkeit sehen sie mein inneres Wachstum.

\- *Anonym*

Jung, lesbisch und verwirrt

Ich bin so froh, dass ich mit 19 Jahren zu OA kam. Ich war so verunsichert über das Leben, wer ich war, wo ich hingehörte und überhaupt wegen allem. Ich konnte mit dem Ausmaß an Verrücktheit in meinem Kopf einfach nicht mehr weitermachen. Das Leben wurde immer schlimmer und ich wusste, dass ich nicht damit zurechtkam. Ich hasste mich und war entsetzlich unglücklich.

Ich wusste, dass ich lesbisch war und ich hatte mich beim Großteil meiner Familie schon sehr früh geoutet. Aber tief in meinem Inneren hatte ich es selbst noch nicht angenommen. Ich hatte das Gefühl, als würde ich nicht zur Gemeinschaft der Menschen mit homosexueller Orientierung gehören, weil ich glaubte, man müsse so und so aussehen, sich in bestimmter Weise kleiden und erscheinen (nämlich extrem dünn). Für mich als Übergewichtige (mit Sachen in 4XL) war es ein Ding der Unmöglichkeit, diesen Kriterien je zu entsprechen.

Meine Kleidergröße hob mein Selbstvertrauen natürlich nicht. Ich war mir immer total bewusst, dass ich die dickste Person im Raum war. Ich hasste mein Aussehen und hatte das Gefühl, dass mich alle wegen meines Gewichts verurteilten, egal wie ich es zu verstecken versuchte. Ich zog mich von den Menschen zurück und fühlte mich nie selbstbewusst genug, eine Beziehung einzugehen, denn sicher würde mich niemand lieben, so wie ich war. Ich fühlte mich völlig außen vor in der Gesellschaft und meinte, dass ich nirgendwo dazugehörte. Essen und Alkohol waren meine einzigen Freunde, bis ich zu OA kam.

OA lehrte mich einen Weg, wie ich die Stücke meines Lebens wieder zusammenfügen kann, das Leben nehmen kann, wie es kommt und mich auch selbst liebe. Glaubt mir, das passierte nicht von heute auf morgen und meine Genesung ging langsam voran, weil mein Verstand immer nur wenige kleine Schritte auf einmal machen konnte. Die Genesung hat mir geholfen zu erkennen, dass mein Denken ganz schnell verrückt wird, völlig unabhängig davon, was ich wiege oder wie ich aussehe. Deshalb ist wichtig, dass ich im Programm und in Kontakt mit meiner HM bleibe. Ich habe auch gelernt, dass ich eine liebenswerte und wertvolle Persönlichkeit bin, genau wie jede/-r andere.

Die Akzeptanz, die ich gewonnen habe, ist großartig. Mein Leben ist jetzt in der richtigen Spur. Ich nehme meine Sexualität an, meinen Körper mit seinem Gewicht und dass ich zwanghafte Überesserin bin. Wenn sich in meinem Leben Hindernisse auftürmen, vertraue ich darauf, dass dies nur vorübergehend ist. Meine HM passt auf mich auf und alles wird sich fügen, wenn ich nur den Eigenwillen loslasse und auf HM höre.

Obwohl ich nicht da gelandet bin, wo ich nach meinen Vorstellungen jetzt sein sollte, bin ich so dankbar für die Genesung, die ich habe. Ich kann echte Freundschaften haben, meine Angst in neuen Beziehungen loslassen und begreifen, dass ich gut genug bin. Ich habe auch einen Gewichtsverlust von 45 kg gehalten, ohne die verrückten Dinge zu tun, die ich vor OA getan habe, um das Gewicht unten zu halten. Ich kann das Leben genießen und glücklich sein, ohne dass mein verrückter Kopf versucht, alles zu sabotieren. Ich habe vielleicht nicht das perfekte Leben, von dem ich früher geträumt habe, aber ich bin so dankbar für alles, was meine Höhere Macht mir gegeben hat und ich glaube, dass sie mir zeigen wird, was ich brauche, wenn es an der Zeit ist. Ich traue mich, vor anderen ich selbst zu sein und wenn sie mich nicht mögen, ist das ihr Problem, nicht meines.

\- *Anonym*

Wieder in Verbindung mit meinem Körper

Bevor ich zu OA kam, spürte ich mich meist nur vom Hals aufwärts. In der Schule nannten sie mich auch wirklich „das Hirn". Ich widersprach nicht. Der Spitzname war besser als die anderen, die auf mein Gewicht anspielten. Leider wurde ich nicht nur von meinen Altersgenossen gehänselt und abgelehnt, sondern ich lehnte mich auch selbst ab. Einen Körper zu haben, fühlte sich wie eine Last an und ich schämte mich so sehr für ihn.

Viele Jahre fühlte ich mich schwerfällig und vermied körperliche Aktivitäten, soweit ich nur irgend konnte. Ab und zu zwang ich mich zum Sport in der Hoffnung, dass er mir helfen würde abzunehmen. Ich war mir nicht bewusst, dass mein Körper in Wirklichkeit Bewegung haben wollte. Darüber hinaus war ich auch von anderen Wahrnehmungen abgeschnitten. Erst als ich abstinent wurde, erkannte ich, dass die Gefühle, die ich oft für Hunger gehalten hatte, in Wirklichkeit Durst oder Müdigkeit oder andere für mich problematische Gefühle wie Wut waren. Vor OA habe ich mich oft an Essen verschluckt, weil ich so viel zu schnell in mich reinstopfte. Ich aß völlig automatisch und unachtsam, noch ein Ausdruck der fehlenden Verbindung zu mir selbst.

Vor OA gab es mitunter auch Zeiten, in denen ich mich positiv mit meinem Körper verbunden fühlte. In meinen späten Teenagerjahren nahm ich, inspiriert von einem außergewöhnlichen Lehrer, an einem Kurs in modernem Tanz teil. Ich übte zu Hause und genoss die Bewegung zur Musik. Am Ende des Schuljahrs trat ich mit einem kurzen Stück vor meinen Klassenkameraden auf. Es sollte aber Jahre dauern, bevor ich diese Art von Wohlgefühl und Freiheit wieder einmal in meinem Körper spürte.

Begeisterung, tiefe Anerkennung, Freude - diese Gefühle kamen später, als ich mit OA angefangen hatte. Ich machte doch tatsächlich nur wenige Monate, nachdem ich ins Programm gekommen und abstinent geworden war, einen Schwimmkurs mit und liebte es! Die Trennung von meinem Körper war aufgehoben. Als ich das Becken in seiner ganzen Länge durchschwamm, musste ich lächeln. Ich hatte großen Spaß. Ich - in einem Badeanzug - hatte großen Spaß!

Danach nahm ich an Yoga- und Atemwahrnehmungskursen teil. Besonders Letztere halfen mir beim Praktizieren des 11. Schritts. Schließlich machte ich eine Ausbildung zur zertifizierten Bewegungstrainerin in einer Form, die den Körper in Einklang mit dem Bewegungsradius durch sanfte Übungen führt. Während meines Trainings gewann ich etwas zurück, was ich verloren hatte.

Die wiedererwachte Verbindung zu meinem Körper, die sich vollzogen hat, seit ich bei OA bin, fühlt sich aufregend und neu an. Ein ähnlicher Grund zum Feiern ist meine wiedergewonnene Verbindung zu meiner Höheren Macht, die ich vermieden und abgelehnt hatte und von der ich mich jahrelang distanziert hatte.

In der Genesung kann ich es genießen, dass ich meinen Körper habe, mit dem ich in Verbindung stehe und in der Obhut meiner Höheren Macht ruhen. Heute kann ich meine Mahlzeiten achtsam essen und mein Leben ebenfalls achtsamer leben. Ich liebe es, mit meinem Körper verbunden und in meinem Leben anwesend zu sein. Beides sind eindeutig Geschenke von OA.

- *Anonym, Oakland, Kalifornien, USA*

Zwölf-Schritte-Arbeit mit meinem Körperbild

1.Schritt: *Mein Essen und Körperbild sind untrennbar miteinander verbunden und voneinander abhängig. So, wie ich dem Essen gegenüber machtlos bin, bin ich es auch meiner Figur und meinem Gewicht gegenüber. Vor OA überaß ich mich zwanghaft oder hungerte, je nachdem, wie andere mich meiner Meinung nach beurteilten und wie mein „fetter Kopf" mich wahrnahm. Ich litt an Magersucht, aggressiver Bulimie und gesundheitlichen Problemen.*

2. Schritt: *Mein verrücktes Denken redete mir ein, ich wäre abartig, fett und hässlich. Es befeuerte jahrelang meine quälenden Gedanken, das schädliche Fressen, Kotzen und den Abführmittelmissbrauch. Ich glaubte, wenn ich genug erbrach und Sport trieb, könnte ich meinen Körper so formen, dass er einem Zeitschriftenmodel ähnelte. Das war meine Idealvorstellung. Als ich meine höhere Macht und meine liebevollen OA-Freunde entdeckt habe, wurde meine geistige Gesundheit wiederhergestellt.*

3. Schritt: *In der Schule hatte ich Spitznamen wie „Hungerhaken" und „Biafra-Mädchen". Im 3. Schritt übergab ich die Beschimpfungen, mein Gewicht mit meiner Figur und meine Essensmengen der Sorge Gottes. Als ich ihm uneingeschränkt Vertrauen schenkte, änderte er meinen Blick. Ich konnte mich und andere mit Liebe ansehen. So begann meine emotionale und spirituelle Genesung.*

4. Schritt: *Ich war sehr verunsichert wegen meines Aussehens und bezog alles auf mich. Wenn ein Mann mich nicht mochte oder verließ, dachte ich immer, ich wäre zu dick, zu hässlich oder nicht schlank genug. Meine Selbstachtung und emotionale Sicherheit hingen völlig davon ab, wie ich aussah.*
Ich ärgerte mich über jeden, den ich für attraktiver, dünner oder beliebter als mich hielt. In der Folge trieb ich noch schlimmeren Missbrauch mit mir und dem Essen, um ein bestimmtes Aussehen zu erreichen.

5. Schritt: Ich konnte meine Fehler Gott, mir selbst und meiner Sponsorin gegenüber zugeben. Ich erkannte, dass ich selbstverletzend war und körperlich, emotional und spirituell krank bleiben würde, wenn ich nicht anfing, meinen Körper zu achten und zu lieben und meiner Höheren Macht vorbehaltlos in Bezug auf mein Essen und meinen Körper zu vertrauen.

6. Schritt: Ich betete um die Bereitschaft und den Glauben, meine Gedanken zu ändern und aufzuhören, das Essen als Mittel zu benutzen, meinen Körper zu formen und mich ruhigzustellen und zu trösten.

7. Schritt: Ich betete um die „Zerstörung der Ichbezogenheit" (*Anonyme Alkoholiker,* S.15) und darum, dass Gott damit anfangen würde, die Dinge für mich zu vollenden, die ich aus eigener Kraft nie zustande bringen würde (S.28).

8. Schritt: Ich setzte mich selbst ganz oben auf die Wiedergutmachungsliste. Ich hatte mich körperlich und geistig geschädigt. Ich hatte mich wegen meines geringen Selbstwertgefühls auf ungesunde Beziehungen und gestörtes Essverhalten eingelassen.

9. Schritt: Ich leistete bei mir und allen Menschen, denen ich Schaden zugefügt hatte, Wiedergutmachung. Ich änderte mein Verhalten. Unter anderem sprach ich auf Anraten meiner Sponsorin bekleidet und unbekleidet vor einem Spiegel Affirmationen wie „ich liebe, ich bin liebenswert, ich bin geliebt." Ich hielt mich während meiner Zeit ohne Partnerschaft an einen gesunden, gleichbleibenden Essplan und behielt ihn bei während einer liebevollen und intimen Beziehung und auch dann, als diese Beziehung zu Ende ging.

10. Schritt: Wenn ich bei mir Groll bemerke oder Neid auf den Körper von Anderen oder das Verlangen, spindeldürr zu sein, bitte ich Gott, diese Gedanken von mir zu nehmen. Andernfalls wird mich meine Unehrlichkeit dazu bringen, mich selbst zu schädigen, meinen Körper zu vergleichen und zu verzweifeln.

11. Schritt: Wenn ich Gottes Willen für mein Leben suche, höre ich Gott antworten. Für heute lasse ich nicht zu, dass ich selbst oder mein Essen davon abhängen, ob mich jemand mag oder nicht. Ich nehme meine vollere Figur und Sexualität als Frau täglich an. Ich kleide mich vorteilhaft.

12. Schritt: Unter Verwendung der Schritte, Traditionen und Werkzeuge trage ich die OA-Botschaft als Sponsorin weiter. Ich verändere mein Inneres, so dass Gott sich um mein Äußeres kümmern kann. Mein Gewicht ist nicht meine Angelegenheit. Mein spirituelles Erwachen besteht darin, dass ich mich so liebe und annehme, wie ich bin, jeden Tag abstinent bin, nicht jeden Mann als potenziellen Liebhaber oder Ehemann sehe, sondern als Bekannten oder Freund, der mein Leben bereichern kann.

- Anonym

Ich nehme mein Körperbild an

Als ich zu OA kam, war mir nur vage bewusst, dass ich körperlich „zugemacht“ und völlig ratlos war, wie ich mit meiner Sexualität liebevoll umgehen kann. Ich hatte mich gerade verlobt, eine Motivation, mich mit meinem Körper anzufreunden. Glücklicherweise war ich bereit dazu, mich zuerst meiner Beziehung zum Essen zu stellen. Mein Mangel an Kontrolle, sobald ich mit dem Essen anfing, war eindeutig und total offensichtlich.

Ich kam zu OA mit der Bereitschaft und Sehnsucht, das zu bekommen, was ich bei anderen sah: die Ausstrahlung von Freiheit, von Selbstrespekt und erfülltem Leben, von denen ich davor nicht gewusst hatte, dass ich sie brauchte. Neben der Arbeit an meinem Essen und der Abstinenz und dem Durcharbeiten der Schritte fing ich auch an, die Telefonnummern von Frauen zu sammeln, mit denen ich vertrauensvoll über heikle Themen reden konnte, darunter meine Sponsorin, deren Beziehung zu sich selbst und zu ihrem Mann ich wirklich bewunderte.

Die Erfahrung, Kraft und Hoffnung, die sie mit mir teilte, machten sie zu einer wesentlichen Quelle der Kraft während dieser Phase meines Lebens. Übungen, die sie mir aufgab, ermöglichten es mir, bis zu meiner Hochzeit dahin zu kommen, dass ich meinen Körper liebte und von negativen Bewertungen meines Körpers und Minderwertigkeitsgefühlen frei war. Eine Serie von Autounfällen und anderen heftigen körperlichen Erfahrungen in dieser Zeit sahen für mich so aus, als wären sie von Gott geschickt, um mich körperlich aufzuwecken und mich zu ermutigen, mit der Übung anzufangen „in mich zu gehen“. Mein Körper wurde Teil des wunderbaren Ganzen, wie er nun mit mir in Verbindung stand und mich leitete.

Die lähmende Gehemmtheit, die auf meinen Kindheitsfotos zu sehen ist, ist nicht zurückgekommen. Selbstbesessenheit hat unglaublich viele Spielarten, weit über die Besessenheit vom eigenen Körper hinaus. Daher nehme ich OA zu Beginn meines 10. Jahrs in diesem großartigen Programm als lebenslange, spirituelle Reise an und sehe meinem Weg als einem Geschenk, auch wenn ich mich manchmal nur mühsam oder stolpernd darauf fortbewege. Manchmal gehe ich ihn langsam, fühle den Dreck zwischen meinen Zehen, mit Ehrfurcht vor meinem Körper, der mir die Reise ermöglicht und dem größeren Ganzen, zu dem ich – wie ich glaube - immer gehöre: der OA-Gemeinschaft und der ganzen Menschheit.

- *Anonym*

Besser als eine Barbie

Ich kam mit 54 kg mehr auf den Rippen ins Programm, als ich im Moment habe. Daher bin ich jetzt ein bisschen schlaff um die Körpermitte und an anderen Stellen. Ich habe überall „baumelnde Anhängsel" und „hängende Anteile". Ich übe mich darin, das anzunehmen. Es ist, wie es ist. Ich habe überflüssige Haut. Ich habe meinen Arzt mal im Scherz gefragt, ob ich etwas davon an Verbrennungsopfer abgeben könnte, aber leider sind Dehnungsstreifen nicht für Hauttransplantationen geeignet. Was ich habe, ist ausgeleierte, unebene, beschädigte überschüssige Haut, aber sie bedeckt ein viel gesünderes Ich und dafür bin ich sehr dankbar.

Als ich anfing, mich meinem Zielgewicht zu nähern, war ich zutiefst enttäuscht. Nicht von der Zahl auf der Waage, sondern von dem Bild im Spiegel. Ich hatte geglaubt, dass ich mit dem Erreichen meines Ziels die perfekte zierliche Sanduhrfigur hätte, die ich mir immer vorgestellt hatte. Denn so hatte ich mir meinen Körper in den gottgegebenen Maßen vorgestellt. Dann hatte ich eines Tages eine Offenbarung. Ich bin ein Apfel, keine Birne. Birnen haben Hüften, Äpfel nicht. Ich hatte mehr als 30 Jahre in dem Glauben gelebt, dass sich unter meinem Schleier von Fett eine Sanduhrfigur versteckte, aber Frauen mit Sanduhrfiguren haben Hüften und wenn du abnimmst, wachsen dir nicht auf einmal Hüften.

Ich bin ein Apfel mit zusätzlicher Haut in der Mitte. Ich war unzufrieden mit der überquellenden Haut am Hosenbund. Eines Tages schaute ich in den Spiegel, und mein Mann sah die Enttäuschung in meinem Gesicht. Da erzählte ich ihm von meinen Gefühlen über meine Speckröllchen. Er sagte mir etwas, das mir nie in den Sinn gekommen war: Männer mögen Speckröllchen! Es scheint, dass Männer, zumindest manche davon, an Mädchen gerne was zum Festhalten mögen und Speckröllchen sind genau das. Wer hätte das gedacht?Ein paar Wochen später gingen wir zu einer Show und saßen auf sehr guten Sitzen. Tatsächlich waren sie so gut, dass ich nahe genug war, um zu sehen, dass sogar professionelle Tänzer ein bisschen was „zum Festhalten" um die Taille haben. Es ist einfach eine Tatsache, dass Haut weich ist. Sie ist dazu gedacht, nachgiebig und flexibel zu sein. Bei genauerem Nachdenken erkannte ich, dass meine Vorstellungen von meinem Körper mehr auf einem unerreichbaren, Barbie-Ideal beruhten als auf der Vorstellung echter Körper. Eine harte, flache Sanduhrfigur war mein geistiges Bild und meine unrealistische Sehnsucht. Ich musste *echt* werden!

Hier bin ich also in meinem Körper, ein Apfel, der nicht mehr so rund ist. Ich bin heutzutage aufrechter oben und unten, mit schlaffer Haut in der Mitte und ein paar wabbeligen Teilen. Ich bin immer noch dabei, mich auf dieses neue Ich einzustellen und meinen Körper und meine Vorstellungen umzugestalten. Ich habe inzwischen begriffen, dass nicht nur meine Augen beschädigt sind, sondern auch meine innere Sicht auf mich selbst. Mein Körper ist nicht perfekt, aber es ist mein Körper. Manche Tage sind schwerer als andere, aber ich werde mit der Hilfe dieser Gemeinschaft weiter vorwärtsgehen.

- Anonym

So viel mehr als mein Körper

In den Jahren vor OA wuchs die Scham über meinen Körper und ich versuchte, mich so viel wie möglich zu verstecken. Obwohl ich normalgewichtig war, fühlte ich mich unansehnlich. Meine Besessenheit und Zwanghaftigkeit beinhaltete Essanfälle, gefolgt von drastischen Diäten und strengen Sportplänen. Mein Denken drehte sich fast ausschließlich darum, was ich essen würde (oder versuchen würde, nicht zu essen), was ich wog, welche Größe ich trug und wie ich im Spiegel aussah. Ich hielt meine Hüften und Schenkel für gewaltig und war sicher, dass jeder mich wegen meiner Cellulitis ablehnen würde.

Ich vermied alle Veranstaltungen, bei denen ich vor einem Publikum zu sehen gewesen wäre. Im Gymnasium arbeitete ich hinter der Bühne mit der Bühnencrew, obwohl ich liebend gern bei den Stücken mitgespielt hätte. Im College mied ich den Innenhof und nahm lieber den langen Weg außen herum, um nicht im Freien gesehen zu werden. Nach Möglichkeit ging ich immer mitten in einer Gruppe. Am Strand trug ich ein langes Shirt über dem Badeanzug oder wickelte mir ein Handtuch um die Taille. Meine Fixiertheit auf mein Aussehen schränkte mich völlig ein und das dauernde Kreisen der Gedanken in meinem Kopf um Essen, Diäten und Sport machte mich zur Gefangenen meiner Krankheit.

Eine Freundin brachte mich vor 29 Jahren zu meinem ersten OA-Meeting. Mein Leben begann, sich zu verwandeln. Ich fand auf Anhieb eine Sponsorin und setzte Meetings und Anrufe an erste Stelle. Ich fing an, in den Schritten zu arbeiten und meine Höhere Macht zu bitten, den Charakterfehler der Besessenheit von meinem Körper von mir zu nehmen. Ich sprach in Meetings, mit Programmfreunden am Telefon und mit meiner Sponsorin über meine Gefühle. Ich lernte wahrzunehmen, wie gut mein Körper für mich funktioniert, zum Beispiel, wenn ich die Straße überquerte oder meine Kinder trug, als sie klein waren und im Lauf der Zeit erreichte ich eine neue Ebene von Annahme und Wertschätzung für meinen Körper. Meine Besessenheit von meinem Aussehen wurde von mir genommen. Die Veränderung ist schlichtweg ein Wunder.

Vor ein paar Jahren betrat ich die ultimative Arena für eine Frau, die früher Angst hatte, sich sehen zu lassen – öffentliches Sprechen. Wenn ich heute auf die Bühne trete, denke ich nicht über meinen Körper nach. Ich denke in diesem Moment gar nicht an mich. Ich denke an das, was ich zu sagen und zu geben habe. Ich denke daran, anderen zu dienen. Die Reaktion, die ich von Zuhörern bekomme, bestärkt meinen Wunsch, anderen etwas zu geben durch das, was ich zu sagen habe. Ich bin OA so dankbar, dass es mich von der Besessenheit von meinem Körper befreit hat, die mich gefangen gehalten hatte und verhinderte, dass ich meine Gaben in der Welt voll entfalten kann. Danke, OA!

- *Anonym, Boston, Massachusetts, USA*

-

Ich war abhängig von den Vorstellungen meiner Mutter

Betty Grable: das Pinup-Girl mit den Millionen-Dollar-Beinen! „**Das** Aussehen solltest du anstreben! Männer wollen Frauen mit schönen Beinen und wohlgeratenen Fesseln!" Wie oft habe ich das gehört von einer Mutter, die nur vom Aussehen besessen war. Meine Mutter wurde zu einer Zeit und an einem Ort geboren, wo Kinder wegen Vitamin-D-Mangel Rachitis bekamen, was oft verkrümmte Beine verursachte, und obwohl meine Mutter sehr schlanke Beine hatte, waren sie krumm und unattraktiv. Was meine Schwester und ich erbten, waren die „dicken Bauernschenkel" unserer Nationalität, wie sie es nannte. So entsprach ich nicht nur nie ihrem Ideal, sondern wurde scharf zurechtgewiesen, wenn ich darum bat, im Sommer Shorts tragen zu dürfen. Ich bekam zu hören, dass ich „diese Stampfer bedecken“ müsse und sie nähte lange, formlose Shorts für mich, die bis über die Knie hingen. Ich war besessen vom Wunsch, anders auszusehen. „Wenn ich nur die Willenskraft hätte, eine Diät durchzuhalten, würde ich wie die normalen Mädchen aussehen, die problemlos Shorts und Badeanzüge tragen können!“ Natürlich geschah das nie, aber meine Besessenheit nach einer imaginären „Zeit, danach“, in der ich die Kurve kriegen würde, wuchs.

Als ich mit 38 zu OA kam, wog ich 152 kg, meine Schenkel rieben aneinander und bluteten beim Gehen und die einzigen Stretchhosen, die mir passten, waren Größe XXL. Ich hatte alle Hoffnung auf körperliche Genesung verloren und mein Selbstbewusstsein war so tief am Boden wie nie zuvor. Eine Freundin brachte mich zu meinem ersten OA-Meeting und meine Verzweiflung begann sich zu lichten, als ich die Versprechen der Genesung aus dem Blauen Buch hörte. Wenn ich jetzt zurückblicke, erkenne ich jedoch, dass ich meine Reise nur angetreten habe, weil ich normal aussehen wollte. Ich hielt im Stillen an der Überzeugung fest, dass nicht nur mein Körper normal aussehen würde, wenn ich alles Übergewicht verloren hätte, sondern auch meine Beine so aussehen würden, als wäre ich nie fett gewesen.

Natürlich wurden meine Beine durch die Abnahme von 100 kg viel dünner, aber auch sehr faltig und hügelig. Ich erwog, noch mehr abzunehmen, aber wegen des strengen Essplans, an den ich mich zwanghaft hielt, steuerte mein dünn aussehender Körper schon auf die Magersucht zu. Ich fragte den Arzt meiner Familie, ob meine Beine doch noch irgendwann Form annehmen würden und er sagte, die Haut bräuchte sieben Jahre, um sich zu erneuern. So fing ich an, täglich zu walken, zu joggen und ein paar Meilen zu laufen. Das brachte mir einige neue körperliche Probleme ein. Ich hatte als kleines Kind Kinderlähmung gehabt und ein Bein war 2 cm länger als das andere. Daher verursachte es mir große Schmerzen, wenn ich diese Muskeln anstrengte. Ich wurde getrieben und depressiv und als die sieben Jahre vorbei waren und sich kaum etwas geändert hatte, gab ich den Versuch auf. Ich hatte mich völlig auf das Körperliche konzentriert, dabei die spirituelle Seite vernachlässigt und nicht erkannt, dass mein Problem ein emotionales war.

Dann besuchte ich einen Workshop zum Thema Körperbild, in dem eine der Übungen darin bestand, dass ich mich auf ein Körperteil konzentrieren sollte, das mich störte, Gott dafür zu danken und zehn Gründe aufzulisten, warum ich es lieben sollte. Es fiel mir schwer, an die zahllosen Male zu denken, in denen mich meine übergewichtigen Beine beim Sport am Gymnasium beschämt hatten, mich davon abgehalten hatten, Sportarten auszuprobieren und mir als junge Mutter am Strand so peinlich gewesen waren. Warum sollte ich diese verräterischen Beine annehmen, die mir so viel körperlichen und emotionalen Schmerz bereitet hatten? Die Übung war trotzdem ein guter Denkanstoß. Vielleicht gab es ja doch eine Möglichkeit für Dankbarkeit, die ich übersehen hatte. Meine Beine trugen mich von einem Ort zum anderen. Vielleicht war der Maßstab, nach dem ich mich beurteilt hatte, nicht in Ordnung. In dem Workshop schrieben viele Teilnehmer über ihre problematischen Körperteile – Bäuche, Ohren, Nase, Taille, Arme. Körperteile, über die ich noch nie nachgedacht hatte. Jetzt war ich total erstaunt, dass sie sich darüber beklagten, wo sie doch ganz ansehnliche Beine hatten. Das ist wirklich eine gestörte Wahrnehmung!

Nach 34 Jahren bei OA weiß ich heute, dass meine zwei Beine viel älter sind, mit Altersflecken und noch faltiger als früher, aber ich danke Gott für sie. Sie tragen mich gut genug, dass ich einkaufen, meine Enkel hüten, Dienst tun und ein aktives und gesegnetes Leben führen kann. Meine Schönheitsfehler spielen keine Rolle mehr. Wer hätte gedacht, dass ich mich an meinem Körper freuen würde mit all seinen Mängeln, Zeichen und Spuren eines gut gelebten Lebens? In diesem Programm geht es nicht darum, wie wir körperlich wieder in Form kommen, nachdem sich unsere Figur und unser Gewicht normalisiert haben. Vielmehr geht es darum, uns innerlich und äußerlich lieben zu lernen und für jeden Tag unseres Lebens und für unsere Gesundheit dankbar zu sein. Wenn ich wirklich glaube, dass ich nach dem Bild meiner HM geschaffen bin, dann sind meine körperlichen Unvollkommenheiten auch ein Geschenk. Meine Aufgabe ist es, Gott um Hilfe zu bitten, meinen Körper mit dem richtigen Essen zu erhalten, damit ich die Kraft und Bereitschaft habe, an emotionalen Problemen und spirituellen Herausforderungen zu arbeiten. Mein Ziel ist es, geistig gesund und gelassen zu leben. Mein Verständnis hat sich während meiner Jahre im Programm vertieft, und mit dem Wahrwerden der Versprechen erkenne ich, dass mir immer genau das gegeben wird, was ich brauche.

\- *Anonym, Manahawkin, New Jersey, USA*

\-

Ich bewege mich frei

Ich kam mit 20 kg Übergewicht zu OA, hatte Selbstmordgedanken und war voller Scham. Ich suchte mir eine Sponsorin und machte, was sie mir sagte. Ich hatte im Alter von 8 bis 10 Jahren Gymnastik gemacht und war sogar ganz gut gewesen – meine Figur eignete sich für die Bewegungen, Drehungen und Saltos. Aber mein Urteil und meine Wahrnehmung in Bezug auf meinen Bauch- und Schenkelumfang im Vergleich zu meinen Mitturnerinnen, hielt mich zurück. Schließlich musste ich die Gruppe verlassen, nachdem ich mich geweigert hatte, an einem Wettkampf teilzunehmen, weil ich Angst hatte, die Richter und das Publikum würden während meiner Bodenübung meine Schenkel und meinen Bauch wabbeln sehen.

Auf dem Gymnasium traute ich mich wegen meines Übergewichts nie „raus“. Ich hatte Angst, Neues auszuprobieren: Ich wollte Cheerleader sein, hatte aber zu große Angst vor dem Auswahlverfahren mit Vorturnen und der anschließenden Beurteilung, um es überhaupt zu versuchen. Ich wollte im Showchor sein, hatte aber zu große Angst, gesehen und gehört zu werden. Ich suchte und pflegte keine bedeutsamen oder unterstützenden Beziehungen, weil ich das Gefühl hatte, dass alle anderen besser waren als ich. Ich trieb einfach so durchs Leben, ungesehen und ungehört. Das Essen aber sah mich. Es hörte mir zu, obwohl ich innerlich jeden Tag ein bisschen mehr starb. Ich schwor mir, nie Aufmerksamkeit auf mich zu ziehen, denn kein Risiko einzugehen, bedeutete gleichzeitig keinen Schmerz und keine Demütigung.

Jetzt ist es anders. Spirituell habe ich gelernt, dass meine Höhere Macht immer auf meiner Seite ist. Sie leitet mein Leben und ich muss mich nicht um mein Gewicht kümmern. Meine HM sagt mir: „Hey, du schaffst das!" Emotional werde ich oft daran erinnert, wie sehr ich in OA erwachsen geworden bin. Das stärkt mich. OA ist ein sicherer Ort, um mich zu entfalten. Täglich entscheide ich mich, ob ich abstinent bin oder nicht. Ich wähle die Genesung, ich wähle die Freiheit, ich wähle das Leben. Die emotionalen und spirituellen Aspekte der Genesung sind für mich schwerer, weil ich immer noch lerne, in meiner eigenen Haut zuhause zu sein.

Die körperliche Genesung ist mir leichter gefallen, weil das Befolgen eines Essplans etwas Konkretes, Handfestes ist, das ich tun kann. Abnehmen war für mich so viel mehr als nur gut auszusehen, kleinere Kleidergrößen zu tragen und eine bessere Gesundheit zu haben. Das sind gewiss wunderbare Geschenke, aber sie halten mich nicht abstinent. Ich habe gelernt: Wenn ich meinen Gewichtsverlust halten will, muss ich in die Tiefe gehen, meine Fehler zugeben und Gott bitten, meine Mängel von mir zu nehmen.

Mein gesundes Gewicht ermöglicht mir die geistige Klarheit und Freiheit, die ich brauche, um mich nicht länger wegen des Umfangs meines Bauchs oder meiner Schenkel verrückt zu machen. Auch wenn diese Gedanken nicht völlig verschwunden sind, halten sie mich nur noch selten gefangen oder treffen meine Entscheidungen für mich. Die Kombination der Schrittearbeit mit einer Sponsorin und gleichzeitig abzunehmen hat mich gezwungen, mich mit dem Schmerz und Groll zu beschäftigen, denen ich aus dem Weg gegangen war.

Heute erlaubt mir meine körperliche Genesung, mich in meinen Tanzkursen frei zu bewegen. Meine emotionale Genesung ermöglicht es mir, demütig zu sein und zu lachen, wenn ich einen falschen Schritt mache. Meine spirituelle Genesung erlaubt es mir, die Liebe meiner HM durch die Musik zu spüren. Ich drücke die Kraft dieser Liebe durch meinen Körper aus, wenn ich ohne Scham tanze. Meine Genesung auf allen drei Ebenen ist sowohl schön als auch schmerzhaft. Ich wachse und lerne dabei, wer ich bin. Heute riskiere ich mehr, weil ich neugierig und verspielt bin, anstatt ängstlich und benachteiligt. Und ich mache das immer nur für heute.

- *Anonym, Houston, Texas, USA*

-

Die alarmierende Realität meiner Krankheit

Als ich vor 18 Monaten zu OA kam, war mein Körper von dieser Krankheit stark gezeichnet. Ich brachte fast 160 kg auf die Waage und dachte trotzdem, ich wäre nur „etwas fülliger". Ich hatte mir selbst eingeredet, dass ich lediglich starke Knochen hatte und das mein Aussehen einfach meinem Körpertyp entsprach. Ich musste zwei Medikamente nehmen, spürte täglich einen stumpfen pochenden Schmerz in der Seite und hatte Schwierigkeiten beim Treppensteigen.

Um mit meinem 160-kg-schweren Körper zurechtzukommen, kaufte ich Sachen in der Männerabteilung und Schuhe zum Reinschlüpfen, weil das Binden der Schnürsenkel extrem schwierig geworden war. Obwohl ich an einem Ort wohnte, der im Winter sehr kalt war, konnte ich im Auto keinen Mantel tragen, weil dann der Sicherheitsgurt nicht zu schließen war. Und doch sagte mir mein kranker Geist, dass ich eine „fabelhafte, fitte und unterhaltsame" dicke Person war. Das

Leben würde mir gehören. Trotz meiner Figur würde ich eine Menge wundervoller Lebenserfahrungen machen.

Ich hatte es aufgegeben, in den Urlaub zu fliegen, weil ich nur schwer in einen Flugzeugsitz passte und immer eine Gurterweiterung brauchte. Aber ich fuhr weiterhin mit dem Auto an Urlaubsorte. Ich erinnere mich noch, wie ich einmal mit meiner Familie nach Disney World fuhr, gespannt auf das neueste Fahrgeschäft, nur um zu erkennen, dass ich nicht in den Sitz passte und ich dort andere Wege gehen musste als meine Familie. Durch all diese Erfahrungen hindurch log meine Krankheit mich weiter an. Sie sagte mir, dass viele Menschen starke Knochen hätten, dass unsere amerikanische Gesellschaft so sei und dass es in Ordnung wäre.

Es war nicht in Ordnung. Ich war dabei, mich umzubringen. Der Missbrauch und Schaden, den ich meinem Körper angetan habe, können nie mehr vollständig rückgängig gemacht werden. Ich habe Dehnungsstreifen, die kein noch so großes Maß an Sport austilgen kann. Ich bin sicher, dass meine Arterien verengt sind wegen all der fettigen Sachen, die ich im Lauf meiner Krankheit verzehrt habe. Das ist die Realität dieser Krankheit. Die Verharmlosung, die ich betrieben habe, die Diätclubs betrieben haben und die in der Tat sogar mein Gesundheitsdienstleister betrieben hat, ist wirklich alarmierend. Wir sind in den Fängen einer gefährlichen Krankheit, die Geist, Körper und Seele betrifft.

Als ich zu OA kam und meine HM mir half, 36 kg abzunehmen, entdeckte ich, dass mein zwanghafter Geist zusammen mit meinem süchtigen Ich ein krankes und verzerrtes Körperbild hat. Vor ein paar Monaten war ich bei einer Veranstaltung und hatte etwas vergessen. Ich lief die Treppe hinunter, um es zu holen und lief zurück, bevor mir aufging, dass dies das erste Mal seit mehr als einem Jahrzehnt war, dass ich überhaupt eine Treppe problemlos hinunter- und hinaufgelaufen war, obwohl ich ein Kleid und hohe Absätze trug. Das war wahrhaftig ein Wunder! Eine halbe Stunde später aber ging ich an den Schaufenstern eines Kaufhauses vorbei und erhaschte einen Blick auf meinen Körper. Richtig angeekelt von meinem Aussehen schrie mein Denken mir zu: „Du bist eine fette, hässliche Schlampe."

Wenn ich über diesen Tag nachdenke, begreife ich, dass meine HM mir das zwiespältige Denken zeigte, das mit dieser Krankheit einhergeht. Einerseits sagt mir meine Krankheit, dass ich schön und nicht wirklich so übergewichtig bin; andererseits sagt sie mir, dass ich widerlich, nicht liebenswert und krankhaft dick bin. Deshalb ist für mich Messen und Wiegen – meines Körpers und meines Essens – der Schlüssel zu einer ehrlichen Einschätzung meines Körperumfangs und der Menge an Nahrung, die ich bei meiner Größe brauche, um an jedem mir geschenkten Tag zu leben.

- Anonym, Orland Park, Illinois, USA

Ich fühle mich mit meinem Körper wohl

Ich liebe meinen Körper. Wenn ich mich in Meetings vorstelle, nenne ich meinen Namen, sage, dass ich zwanghafte Überesserin bin und füge hinzu, dass ich mich für heute mit meinem Körper und meinem Essen wohlfühle. Danke OA.

Ich bin 70 und sehe auch so aus wie andere 70-Jährige. Das Alter macht mich gesetzter und auch das ist für mich in Ordnung. 70 zu sein und mit meinem Aussehen zufrieden zu sein ist für mich ein totales Wunder. Das war gewiss nicht so, als ich vor mehr als 30 Jahren in mein erstes Meeting kam. Ich war nicht übergewichtig, aber ich dachte es.

Ich wiege jetzt ungefähr dasselbe wie damals, das Gewicht ist nur anders verteilt. Damals gab es Nahrungsmittel, bei denen ich nicht mit dem Essen aufhören konnte, sobald ich angefangen hatte und wenn der Suchtdruck anfing, setzte er jedes Mal meine

Entschlossenheit und Werte außer Kraft. Ich kannte eine Frau, die in OA war und sah, dass sie mäßig essen konnte, egal was in ihrem Leben gerade los war. Ich fragte sie, wie sie das mache, und sie erzählte mir von OA. 6 Monate und eine Menge Fressen, Lügen und Stehlen später kam ich selbst zu OA. Diese Freundin wurde meine Sponsorin und sie forderte mich auf, drei Dinge zu tun. All meine Suchtnahrungsmittel aufzuschreiben und mich zu verpflichten, immer nur für einen Tag auf sie zu verzichten, dreimal am Tag einen Teller voll zu essen und sie jeden Tag anzurufen.

So begann meine Reise, bei der ich meine Werte wiedergewann und lernte, mich mit meinem Körper und dem Essen wohlzufühlen.

Ich halte mich immer noch an diesen Plan, mit einigen Anpassungen. Ich habe festgestellt, dass mein Körper einer meiner größten spirituellen Lehrer ist. Meine Gefühle meinem Körper gegenüber zeigen mir deutlich, was ich für den Rest von mir empfinde. Weil ich nicht an das Göttliche glaube, arbeite ich den 3. Schritt, indem ich meinen Willen und mein Leben der Fürsorge übergebe. Selbstfürsorge ist der Ausgangspunkt, angefangen bei meinem Körper. Fürsorge umfasst hochwertige Nahrungsmittel, Bewegung, Ruhe, Arbeit, Vergnügen, Dienst, Gebet und Meditation.

Obwohl ich nicht religiös gläubig bin, muss ich meine Dankbarkeit ausdrücken. Deshalb sage ich oft laut „Danke“ zum Geheimnis des Lebens. Ich mache auch eine Lob- und Segensmeditation für meinen Körper. Hier ist eine Kostprobe davon: „Lob und Segen für meine Füße, die mich zu OA gebracht haben. Lob und Segen für meine Hüften, die kreisen (und mich so viel über bedingungslose Liebe gelehrt haben) und mich meine ganze Lebensreise über unterstützt haben.“

\- *Anonym, St. Louis, Missouri, USA*

Meine Charakterfehler an der Wurzel entfernen

Ich kam vor mehr als 19 Jahren zu OA mit einem Gewicht von 113 kg. Ich hielt mich für einen der größten Fehler auf Erden. Ich hasste mich. Ich hasste meinen Körper. Ich erinnere mich noch daran, wie ich in den Spiegel schaute und wünschte, ich könnte einfach ein Messer nehmen und all das überstehende Fett abschneiden.

Ich fand beim ersten Meeting eine Sponsorin. Ich fing an, alles zu befolgen, was sie mir aufgab. Ich las, was sie mir zu lesen auftrug. Ich schrieb, was sie mir zu schreiben auftrug. Ich fand einen Essplan und begann, ihm zu folgen.

Dieser letzte Teil war nicht leicht. Einen großen Teil der Zeit war ich ganz schön am Kämpfen. Aber zum ersten Mal in meinem Leben begann ich abzunehmen. Es war wundervoll! Ich konnte in „normalen" Läden einkaufen und Sachen einfach deshalb kaufen, weil ich sie mochte. Zuerst war ich vor Freude über das Abnehmen meines Körpers in einem Dauerzustand der Begeisterung. Ich habe aber nun schon seit 18 Jahren ein normales Körpergewicht und die Euphorie hat nachgelassen.

Ich werde nie den Körper eines Supermodels haben. Tatsache ist, dass ich 60 Jahre alt bin. Ich habe mehr als 45 kg abgenommen und sechs Kinder geboren und gestillt. Manchmal, wenn ich jetzt in den Spiegel schaue, sehe ich die Nebeneffekte des Älterwerdens. Alles hängt runter und die Haut ist lose. Kürzlich kam ich aus der Dusche und schaute mich kritisch im Spiegel an. Ich ekelte mich vor meinem Körper und war auf dem besten Wege, mich zu hassen, als mein Mann hereinkam. Er sah mich an, lächelte und sagte: „Wow, bist du schön!" Das war dem, was ich gerade dachte und fühlte, so völlig entgegengesetzt, dass es ein Schock war. Die einzige Person, die meinen Körper kritisch sieht, bin ich selbst.

Ich habe festgestellt, dass Dankbarkeit der Schlüssel ist. Wenn ich mich darauf konzentriere, was ich nicht habe oder nicht mag, finde ich mehr von dem, was ich nicht habe und nicht mag. Wenn ich mich auf das Gute konzentriere, all das, womit ich gesegnet bin und was ich mag, finde ich mehr Gutes und mehr Gründe für Dankbarkeit.

Meine Lösung ist die Arbeit in den Schritten. Geringes Selbstwertgefühl und ein schlechtes Körperbild wurzeln in meinen Charakterfehlern (Selbstmitleid, Unehrlichkeit und Perfektionismus, um nur ein paar zu nennen) und ich bin ihnen gegenüber machtlos, genauso wie ich meinem zwanghaften Essen gegenüber machtlos bin. Mich mit mir wohlfühlen wächst im gleichen Verhältnis wie ich Gott erlaube, meine Fehler von mir zu nehmen. Vor 20 Jahren dachte ich, dass der Körper, den ich heute habe, ein unerreichbares Ziel wäre. Heute, da ich in dem Wunder lebe, kann ich immer noch Dinge finden, an denen ich herumnörgle, wenn ich nicht aufpasse. Die meiste Zeit kann ich mich im Spiegel ansehen und sagen: „Gott hat seine Sache wirklich gut gemacht an dem Tag, an dem er dich geschaffen hat." Heute kenne ich die Wahrheit, und ich weiß, dass es wirklich eine Lösung gibt.

- *Anonym, Utah, USA*

Eine Rede an meinen Körper

Nach einigen Jahren Abstinenz und einem anhaltenden Gewichtsverlust von 34 kg habe ich eine besondere Wiedergutmachung im 8. Schritt zu leisten – eine Wiedergutmachung an meinem Körper.

Mein Körper, ich schulde dir Wiedergutmachung für mehr als 35 Jahre, in denen ich dich vollgestopft und ausgehungert, dich beschämt und beschimpft, dich zum Schweigen gebracht und abgeschaltet, deine Schreie ignoriert habe. Ich habe versucht, mich abzuschotten, um mich nicht mit dir befassen zu müssen und zu glauben, dass das Körperliche nicht zählt. Mir wurde beigebracht, die

Sünden des Fleisches zu meiden, dich zu meiden. Ich wurde wegen deiner Größe und Form gehänselt und gedemütigt. Ich habe mich besser um mein Auto gekümmert als um dich. Ich lehnte dich ab. Ich wollte überhaupt keinen Körper. Nichts an dir fühlte sich richtig an.

Und doch hast du mich nie verlassen. Du hast die Schläge hingenommen und bist geblieben. Du hast versucht, mit mir zu sprechen und mich zu warnen, bevor du anfingst zusammenzubrechen, aber ich habe nicht hingehört. Meine Beziehung zu dir spiegelte meine Beziehungen zu meiner Mutter, Männern, der Kirche und Gesellschaft wider. Du wurdest verleugnet, übergangen und irgendwie als unannehmbar befunden.

Es ist merkwürdig, dass ich, die ich derart Angst vor dem Verlassenwerden habe, nie beachtet habe, wie du bei mir geblieben bist, die ganze Zeit versucht hast, mit mir zu reden, mir den Weg zu zeigen, mit mir Verbindung aufzunehmen. Meine Unaufmerksamkeit tut mir unendlich leid und ich bin dir auf ewig dankbar für deine Treue.

Du bist das Gefährt, in dem meine Seele noch eine Weile herumfahren wird. Du magst es, gekuschelt und getragen und gestreichelt und getröstet werden. Du magst warmen Sand, Lavendellotionen, sanfte Winde und weiches Katzenfell. Was magst du noch? Es tut mir leid, dass ich all die Jahre nicht auf dich gehört habe. Heute höre ich auf dich. Du verdienst es, angehört zu werden. Jeder Körper braucht es, dass man ihm gut zuhört.

- *Anonym, Palo Alto, Kalifornien, USA*

Ich nahm ab, als ich anfing, meinen Körper zu lieben

Als ich 7 war, sagte eine Freundin zu mir, dass meine Mutter dick sei. Ihr Ton zeigte klar, dass es etwas Schlimmes ist, wenn man dick ist. Damals wurde mir zum ersten Mal bewusst, dass mein Körper etwas sein könnte, für das ich mich schämen muss. Ich beschloss, dass ich nie dick sein würde.

Als Teenager sagte mir dieselbe Freundin, dass ich fett sei, weil ich 5 kg mehr wog als sie. Ich glaubte ihr. Mir war nicht klar, dass dabei eigentlich die 8 cm Größenunterschied zwischen uns zu berücksichtigen waren. Ab diesem Zeitpunkt in meinem Leben vor OA hasste ich meinen Körper. Bei einer Tanzfreizeit hörte ich, dass mehrere Mädchen Rieseneisbecher aßen und danach erbrachen. Meine Zimmernachbarin ermahnte mich, damit nicht anzufangen, weil ich nicht wieder aufhören könnte, wenn ich erst einmal angefangen hatte. Obwohl ich nicht bei den Essorgien und dem Erbrechen mitmachte, war ich schockiert über die drastischen Dinge, die Tänzer taten, um schlank zu sein.

Im College sagte mir der Leiter der Tanzabteilung, dass ich 7 kg zu schwer wäre. Damit fing bei mir die Herrschaft des Diäthaltens und Hungerns an. Ich nahm ab, aber nicht genug. Selbst als ich beim Tanzunterricht fast ohnmächtig wurde, sagte der Leiter, ich sei immer noch nicht dünn genug.

In meinen Dreißigern fing ich an, mit einem Partner zu joggen. Wir standen um 5 Uhr morgens auf, um vor der Arbeit 6 km zu laufen. Bei der Arbeit einzuschlafen schien ein kleiner Preis fürs Schlankwerden und Schlankbleiben. Erst als ich zu OA ging, erfuhr ich, dass Sport auch eine Methode zur Gewichtskontrolle sein konnte, so wie Abführmittelmissbrauch.

Nachdem mein Laufpartner wegzog, fand ich das Laufen allein schrecklich und gab es auf. Mein Gewicht schoss mehrmals wegen Essattacken in die Höhe, und ich entwickelte ein Jo-Jo-Muster, bei dem ich 7 bis 9 kg abnahm und anschließend 11 bis 14 kg zunahm. Das brachte mich zu meinem Höchstgewicht von 96 kg.

Nach dem Tod meines Vaters lebte ich von einer „Zuckerdiät" – nichts als Zucker. Später in diesem Jahr ging ich in mein erstes OA-Meeting. Ich wurde nicht gleich abstinent, aber ich ging so lange weiter in Meetings, bis ich eines fand, das mir guttat und mich unterstützte und fand eine Sponsorin, die das auch tat. Meine Sponsorin empfahl mir, mit drei Mahlzeiten am Tag anzufangen und nichts zwischendurch zu essen. Sie legte großen Wert auf die Schritte und legte mir nahe, jeden Morgen das Gebet im 3. Schritt zu sprechen. Dadurch erreichte ich die Abstinenz vom Zucker.

Als ich meine Essgeschichte überdachte, konnte ich erkennen, wie mein Hass auf meinen Körper mich gefangen hielt. Die Verbindung zu meinem Körper war in meiner Teenagerzeit abgerissen, in der ich nur 57 kg wog. Weil ich die Meinungen anderer über mich geglaubt hatte, wurde ich unfähig, meinen eigenen Körper so wahrzunehmen, wie er in Wirklichkeit war.

Dienst und Entwickeln einer täglichen spirituellen Praxis waren die Aktivitäten, die mich zur Abstinenz führten. Durch Meditation lernte ich, dass die Änderung meiner Meinung über meinen Körper absolut unerlässlich war. Ich entschied mich, meinen Körper genauso zu lieben, wie er war.

Es ist echt widersprüchlich, dass ich jetzt tatsächlich abnehme, nachdem ich angefangen habe, meinen Körper zu lieben. Mein Anteil ist es, in den Schritten zu arbeiten und die Werkzeuge zu benutzen. Meine Höhere Macht nimmt das Übergewicht viel langsamer von mir, als ich es will, aber ich akzeptiere das. Mein Leben meiner HM zu übergeben, bereichert es auf so viele andere wunderbaren Weisen.

Essen ist nicht mehr der Mittelpunkt meines Lebens. Das ist ein Wunder.

- *Anonym*

Von Angst lahmgelegt

Mein Körperbild war immer ein Problem für mich, weil ich als Heranwachsender immer gesagt bekommen hatte, normalerweise von einem Familienmitglied, dass ich dick sei. Ich fühlte mich unerwünscht und auch ungeliebt, wenn ich nicht gerade versuchte abzunehmen.

Gegen Ende meiner Teenagerjahre machte ich fast jeden Monat Diäten und wenn ich nicht wenigstens 9 kg abnahm, hielt ich mich für wertlos. Nach meinem (eigenen) Körperbild zu urteilen, war ich immer dick, selbst wenn ich ein durchschnittliches Gewicht erreichte.

Als ich später meine sexuelle Orientierung herausfand und versuchte, sie zu verbergen, blieb ich dick, weil es „keine fetten Homosexuellen gab". Ich hatte nie so einen im Fernseher gesehen (natürlich waren damals nur wenige Homosexuelle im Fernsehen). Ich sah einige Schwule in der Stadt und sie waren immer schlank. Also dachte ich, dass niemand vermuten würde, dass ich schwul bin, wenn ich dick bliebe. Ich teilte mein Leben nur mit der Kleidung in meinem Kleiderschrank, die immer größere Größen hatten.

Nach 3 Jahren im Programm und 2 ½ Jahren Abstinenz hatte ich 18 kg weniger und fühlte mich mit mir wohl – bis jemand mir sagte, wie gut ich aussähe. Angst und Panik setzten ein. Ich fing wieder an, mich zu überessen und meinen Körper mit Abscheu zu betrachten.

Etwa zu dieser Zeit wuchs langsam meine Bereitschaft, meine Sexualität anzunehmen, aber ich hatte immer noch Angst, ob ich als Schwuler von anderen akzeptiert würde. Ich aß mir das Übergewicht wieder an, um zu verhindern, dass irgendjemand auch nur auf die Idee kommen könnte, dass ich schwul war und mich so zu schützen. Mehrere Jahre vergingen, bevor ich wieder so etwas wie Abstinenz zurückgewann.

Mit Hilfe von Therapie - ich fand einen Therapeuten, der Essprobleme verstand und in OA gewesen war – konnte ich mit meinem Schwulsein klarkommen und an meinem Körperbild arbeiten. Als ich ein wenig abnahm und anfing, kleinere Kleidergrößen zu kaufen, stellte ich fest, dass die Fehleinschätzung meines Körpers so extrem war, dass ich bei Hosen Größe 36 sagte: „Da passe ich nicht rein. Die sind zu klein!" Und dann stellte ich zu meiner großen Überraschung fest, dass sie passten.

Einige Zeit ist vergangen, seit ich zu OA gekommen bin und ich bin jetzt im Ruhestand und lebe in einer Seniorengemeinschaft. Ich sehe immer noch nach anderen Männern in Shorts oder am Pool und vergleiche mich mit ihnen. Langsam hat sich mein Körperbild gewandelt, und ich bin an den Punkt gekommen, an dem ich mich annehme, wie ich bin. Mein Körper wird nie perfekt sein, so wie auch ich nie perfekt sein werde.

Annahme ist die Antwort auf Probleme mit dem Körperbild und ich habe gelernt, mich mit diesem Körper zu mögen. Natürlich will ich noch 5 kg abnehmen – aber das wollen meiner Erfahrung nach die meisten.

\- *Anonym*

Ich gebe meinen selbstbezogenen Pessimismus ab

Ich kam vor 2 Jahren zu OA. Bei einem der ersten Meetings, die ich besuchte, teilte ich meine Erfahrung. Ich erwähnte auch, dass ich einen Ehemann habe. Mich selbst in einem Raum voller Fremder als Schwulen zu outen, gehört nicht zu den Dingen, die ich normalernweise tue. Merkwürdigerweise wusste ich auch ohne viel OA-Erfahrung, dass ich an einem sicheren, ja sogar heiligen Ort war, der ehrliche Selbstoffenbarung ermöglicht. Nach dem Meeting umarmten mich viele Leute, die bald meine Freunde werden würden und hießen mich herzlich willkommen. Offenbar war meine Sexualität für sie kein Problem.

In den Jahren zuvor hatte ich in Schwulengruppen nie dieses Gefühl gehabt, in einer Gemeinschaft willkommen zu sein, wie ich das jetzt in der OA-Gemeinschaft empfinde. Mir ist klar, dass sich das vielleicht ändert, wenn meine Genesung voranschreitet. In der Schwulengemeinschaft gibt es meinem Eindruck nach viele verschiedene Untergruppierungen, darunter auch welche, die große Männer mit meiner Figur akzeptieren. Ich stelle fest, dass sich mit fortschreitender körperlicher, emotionaler und spiritueller Genesung meine enge Welt weitet. Statt mich zu verstecken, ständig beschäftigt mit Frage, was andere Männer von mir halten, lerne ich, mich selbst so zu lieben, wie ich bin. Ich verschwende meine Energie nicht mehr mit der Frage, was andere von mir denken.

Ich weiß, dass das Hinarbeiten auf ein gesundes Körpergewicht ein wichtiger Teil meiner Genesung ist. Für mich ist aber Gewicht nicht mehr die einzige treibende Kraft, die es einmal war. Tatsächlich ist mir kürzlich klargeworden, dass ich schon jetzt all das erfahre, wovon ich geglaubt hatte, es käme erst, wenn ich mein Übergewicht losgeworden bin. Ich spüre Frieden und Gelassenheit einfach dadurch, dass ich den Schritten folge und im Programm arbeite, so gut ich kann. Ich spüre Freude und Selbstwertgefühl. Ich habe das

Gefühl, etwas beitragen zu können. Unglaublich. Kürzlich habe ich die Versprechen im *Blauen Buch* gelesen und erkannt, dass Gott für mich getan hat, was ich für mich selbst nicht schaffen konnte. Dieses Versprechen steht gilt für jeden, der bereit ist, dafür zu arbeiten.

- *Anonym*

Ich bin ein Überlebender von fragwürdigen Botschaften

Auf dem Gymnasium nannten mich einige meiner Klassenkameraden den „dicken Schneemann". Ein Lehrer redete von mir als dem „fetten Jungen". Wie viele andere Menschen komme ich aus einer Kultur, die Essen mit Liebe gleichsetzt. Liebe wird nicht gewürdigt, wenn man nicht das Essen isst, „das ich extra für dich gemacht habe", ob man es will oder nicht. Ich wurde einerseits fürs Überessen gelobt und dann gedemütigt und in Verlegenheit gebracht, weil ich dick wurde. Ich wusste noch nicht, was eine mehrdeutige Botschaft ist. Ich hatte nur viele davon gehört und war verwirrt. Je mehr vieldeutige Aussagen ich hörte, desto schlechter fühlte ich mich. Je schlechter ich mich fühlte, umso mehr aß ich. Je mehr ich aß, umso schlechter fühlte ich mich. Wir kennen das alle, oder?

Essen war meine Nemesis.

Essen war mein Trost.

Essen war ständig in meinen Gedanken.

Essen stumpfte meine Gefühle ab, blieb mir aber auf den Rippen. Es klebte auch am Rest meines Lebens und hielt mich fest in einem Gefängnis aus Hunger, Wut, Einsamkeit und Selbstgefälligkeit. Als Teenager hatte ich großes Interesse an Mädchen, aber sie waren nicht allzu sehr an mir interessiert und das nicht nur, weil ich kein Auto hatte. Statt unter Leute zu gehen, isolierte ich mich daher, gab mich Phantasien hin, masturbierte und überaß mich. Ich war fett und fühlte mich elend und tat so, als wäre das nicht so. Der schlimmste Moment kam in der Abschlussklasse. Eine Freundin meiner Mutter hatte eine Tochter, die ein Date für ihren Abschlussball an einer anderen Schule brauchte. Widerstrebend stimmte ich zu, das Mädchen zu begleiten. Meine Mutter schenkte mir zweierlei: einen Gürtel, um das Fett unter Kontrolle zu halten und ein Päckchen Kondome, falls ich Glück haben sollte. Aber der Gürtel war peinlich und die Kondome wurden in der ungeöffneten Packung spröde. Später hatte ich dann doch Beziehungen (viele von ihnen sexuell), aber ich konnte keine aufrechterhalten, weil ich so voller Selbsthass war. Ich wusste, was meine Freundinnen insgeheim von mir halten mussten, nämlich das, was ich selbst von meinem Körper und meinen Gewohnheiten hielt. Daher traute ich ihnen nicht. Ich war voreingenommen, unberechenbar und ein ziemliches Chaos. Ein paar Ehen und viele Affären verschlimmerten das Ganze nur.

Jahre vergingen und ich aß mich durch sie hindurch.

Dann fand ich OA. Wie viele andere sträubte ich mich zuerst gegen das einfache OA-Genesungsprogramm. Stück für Stück konnte ich langsam mehr und mehr davon annehmen. Ich tat so „als ob“, suchte mir einen Sponsor, ging in Meetings, las die Literatur, arbeitete in den Schritten und konnte doch meine Abstinenz nicht halten. Meine Essgewohnheiten waren tief verwurzelt. Ich verließ OA jahrelang, kam dann zurück, ging wieder weg, kam zurück. OA war eindeutig richtig für mich, aber ich musste meinen hartnäckigen Eigenwillen übergeben, um für OA richtig zu sein. Ich habe zu vielen OA-Gruppen gehört. Jede einzelne ist anders, aber trotzdem sind sie alle gleich. Früher habe ich andere zwanghafte Überesser so verachtet, wie meine Herkunftsfamilie es tat. Jetzt feiere ich meine Zugehörigkeit zu dieser wundervollen Sippe. Ich bin abstinent, dankbar, tue Dienst und lebe in einer erfüllenden dauerhaften Beziehung.

- *Anonym*

Vom Bankrott zum Selbstwert

Meine negativen Gefühle meiner körperlichen Erscheinung und meiner Sexualität gegenüber entstanden in der frühen Kindheit durch wiederholte sexuelle Übergriffe von Familienmitgliedern und tägliches Schimpfen meiner spirituell kranken, kritischen, oberflächlichen und ausfälligen Mutter.
Mein „kleine Mädchen in mir“ starb und koppelte sich von den Menschen ab, indem es sich selbst nach innen an einen dunklen Ort verfrachtete, selbstzerstörerische Körperbildfantasien auslebte und Essen missbrauchte, um das tägliche Leben zu verkraften. Es entwickelte dadurch etwas, das nur ihm allein gehören würde: eine Essstörung und andere Süchte.
Willkommen in der Welt eines einsamen 15-jährigen pubertierenden Mädchens: eine neue Privatschule, die 1970er und Hungern! Eine Tüte Chips am Tag und sonst nichts und das eine Woche lang. Dann kippte das zu Fastfood, Fett, Zucker und Mehl – mitsamt einer Waage zur Orientierung und Kontrolle. Ich hatte Fragen: Was passiert bei der Menstruation? Warum wächst mein Körper so schnell? Wie soll ich mit all diesen wechselhaften Gefühlen wegen meines ersten Kusses umgehen? Das erste Mal hörte ich von jemand „ich liebe dich“, sexuelle Gefühle. Dazu dicker und größer zu sein als meine Klassenkameraden (so schien es mir zumindest damals). Zusätzlich zu diesem Durcheinander das tägliche Theater mit meiner Mutter, Teenager-Magazine mit Bildern von Models, die mich dazu verlockten, dünn zu sein. All das heizte meine Essstörung an.
Mit 18 heiratete ich den ersten Mann, mit dem ich Sex hatte, weil ich Angst hatte, sonst in die Hölle zu kommen. Mein Gewicht war in die Höhe geschossen. Ich wog am Hochzeitstag 104 kg. Die Ehe löste nicht mein „lieb mich, mach mich ganz“-Problem, genauso wenig wie mein Gewichtsproblem. Aber ich wusste, wenn ich abnehmen würde, wäre alles gut.

Ich kam zu OA und verlor einiges an Gewicht. Ich ließ mich fünf Jahre später von meinem Mann scheiden, verließ OA und ergab mich dem Essen. Ich isolierte mich abends mit dem, was ich am meisten liebte, den Süßigkeiten, die mir dann Gesellschaft leisteten. Ich hasste die Konsequenzen. Mein Körper wurde extrem übergewichtig. Meine Abhilfe war, größere Shirts und Stretchhosen zu kaufen. Mein wahnhaftes Denken sagte mir, dass ich normal aussah und aus dem Hause gehen konnte, wenn ich mir nur die Haare machte und mich schminkte. Aber wehe, wenn ich in einem Fenster oder Spiegel einen Blick auf mich erhaschte. Dann kamen Gefühle von Angst, Scham und Schuld zum Vorschein und mein Hilfsmittel dagegen waren noch mehr All-You-Can-Eat-Buffets und noch mehr Besuche in Bäckereien.

Als ich aus dem Nebel einer fast 15-jährigen Fresstour auftauchte, brachte ich genug Antrieb für eine Magen-Operation auf, nach der ich Gewicht verlieren würde. Mein höchstes Gewicht war 187 kg. Ich hielt nach der Operation einen Gewichtsverlust von 27 kg, war aber krank und aß sehr wenig. Ich war geistig, spirituell und körperlich bankrott.

Dann ging ich vor vier Jahren im Alter von 53 Jahren wieder zu OA, nachdem bei mir Zöliakie festgestellt wurde. Ich war seit etwa einem Monat von Zucker, Weißmehl und Gluten abstinent, ruhelos und unzufrieden und hatte Angst, dass ich es nicht schaffen würde, mich an meinen Essplan zu halten. Zudem war meine Magenoperation rückgängig gemacht worden, weil sie nicht funktionierte. Ich war verzweifelt, weil ich nicht mehr beim Essen Erleichterung suchen konnte und ich hatte Angst davor, wieder zuzunehmen. Aber ich erhielt die Unterstützung der OA-Gemeinschaft und blieb abstinent.

Heute halte ich einen zusätzlichen Gewichtsverlust von 45 kg. Ich habe einen gesunden Essplan. Ich liebe mein inneres Kind und nehme es an, wie es ist. Statt mich darauf zu fixieren, dünn zu sein und einen Partner zu treffen, nehme ich mich so an, wie mein Schöpfer mich gemacht hat. Ich muss nicht länger das zusätzliche Gewicht von Geheimnissen aus der Vergangenheit und Groll schleppen. Ich habe gesunde, nährende Beziehungen mit Gott, mir selbst und sogar zu meiner Mutter. Ich habe auch Selbstwert, Selbstachtung und die Fähigkeit gewonnen, durch die Angst hindurchzugehen, weil ich mich weiter täglich meiner Höheren Macht übergebe und in den Zwölf Schritten arbeite. Ich wachse weiter in der OA-Gemeinschaft, indem ich Meetings besuche, die Werkzeuge benutze und durch das Weitergeben der Botschaft Dienst tue.

- *Anonym*

Eine Einstellungsänderung in die richtige Größe

Das Herzstück der Genesung ist die Vorstellung, dass wir unsere alten Denkweisen ändern müssen. Das Blaue Buch spricht viel von einer psychischen Veränderung, die geschehen muss, damit wir genesen können. Ich glaube, das ist besonders wichtig, wenn es um unser Aussehen und Gewicht geht. Manche von uns befinden sich selbst nach Jahren in der Genesung im Krieg mit ihrem Körper und das kranke Denken scheint schrecklich viele der inneren Schlachten zu gewinnen. Aber das Problem sind nicht unsere Körper, sondern wie wir über unsere Körper denken. Das Bild, das wir selbst von unserem Körper haben, entspricht nicht dem, wie wir aussehen. Es hat mit unserer persönlichen Beziehung zu unserem Körper zu tun, und das schließt unsere Gedanken, Überzeugungen, Wahrnehmungen, Gefühle und unser Tun ein.

Ich war zu dünn, bulimisch, extrem dick und jede Größe dazwischen. Ich war nie zufrieden mit meinem Aussehen. Meine Unzufriedenheit hatte sehr wenig damit zu tun, wie viel ich wog, sondern vielmehr damit, wie ich mich selbst wahrnahm oder wie ich von anderen wahrgenommen zu werden glaubte.

Ich hatte eine sehr geringe Meinung von mir selbst und doch drehte sich mein ganzes Denken um mich. Meine Weltsicht bewegte sich zwanghaft um mich selbst und sie hatte mehr mit verdrehtem Denken als mit dem wirklichen Körperumfang oder der Figur zu tun. Ich fand mich selbst nie schön und glaubte selten, dass ich Liebe verdiente. Ich verbrachte eine Menge Zeit und Energie damit, mich kritisch zu hinterfragen und meine Schwächen mit den hohen Standards und Idealvorstellungen anderer zu vergleichen.

Als ich mit meinem zukünftigen Mann ausging, fing ich an zuzunehmen. Er vermutete, ich würde die Kilos zunehmen, um ihn von mir zu stoßen. Eines Tages deutete er dann auf meinen Körper und sagte: „Das ist nur eine Schale. Ich habe mich in die Frau da drinnen verliebt, und ich gehe nicht weg." Er hat mich unabhängig von meinem Gewicht, das bei seinem Höchststand bei fast 135 kg lag, unterstützt und geliebt.

Seit ich vor 10 Jahren ins Programm gekommen bin, habe ich eine Menge abgenommen und eine gesunde Einstellung gegenüber meinem realen Körper gewonnen. Ich habe entdeckt, dass das Ändern meiner Haltung zu meinem Körper nicht nur die Veränderung meines Aussehens, sondern auch der Einstellung erforderte. Ich lerne es, mich in meiner eigenen Haut wohlzufühlen, statt mich von meinem authentischen Ich, meinen Gefühlen und meinem Körper getrennt zu fühlen. Vor OA kannte ich die Wahrheit nicht und ich konnte mich nicht so sehen, wie andere mich sahen. Dieses Programm hat mich gelehrt, dass meine ganze Identität nicht von der Zahl auf der Waage oder dem Etikett in meinen Kleidern bestätigt wird.

Als die Genesung begann, hörte ich den Ausdruck „in der richtigen Größe". Wenn ich die richtige Größe habe, bin ich weder vom Ego getrieben noch eine Fußmatte. Ich kann meine Fehler und Stärken klarer erkennen. Ich sehe die Wahrheit, statt die Welt durch die Linse von Verleugnung oder Selbsthass zu sehen.

Heute habe ich eine richtige Wahrnehmung meiner Figur. Ich sehe die verschiedenen Teile meines Körpers, wie sie wirklich sind. Ich mag sie nicht alle, aber ich brauche sie auch nicht zu verurteilen. Ich habe unsinnige Erwartungen durch Annahme und Mitgefühl ersetzt. Ich feiere und schätze meine natürliche Figur und ich bin mir im Klaren, dass mein körperliches Aussehen sehr wenig über meinen Charakter und Wert als Person aussagt. Wie ich aussehe, bestimmt nicht meinen Selbstwert. Ich fühle mich heute wohl und selbstsicher in meinem Körper. Treppensteigen fällt mir leicht, die Sicherheitsgurte in Flugzeugen passen problemlos, ich kann die Beine übereinanderschlagen.

Ich muss nicht dünner oder größer sein oder bestimmte andere körperliche Merkmale aufweisen, um eine positive Einstellung zu meinem Körper zu haben. Es ist egal, wie ich äußerlich aussehe. Mein Aussehen entspricht vielleicht nicht den Idealen meiner Familie oder denen der Medien. Aber ich habe gelernt, stolz darauf zu sein, wie ich aussehe und mich gern um mich zu kümmern. Das Leben ist zu kurz, um Zeit damit zu verschwenden, meinen Körper zu hassen. Wahre Schönheit liegt in der Genesung.

- *Anonym*

Ich fand Frieden in meiner eigenen Haut

Bei meinen ersten OA-Meetings wäre ich aus meiner Haut gekrochen, wenn jemand mir gezeigt hätte, wie das funktioniert, so sehr hasste ich meinen Körper. Nur eins hasste ich mehr: meinen eigenen Geist, weil er einen vollkommen gesunden Körper loswerden wollte, der mir gehorcht und mich beschützt hatte, egal welches schädliche Essen oder wie viel davon ich ihm 25 Jahre lang zugemutet hatte. Ich fühlte mich meinem Selbsthass gegenüber machtlos und er trieb mich etliche Male zum Essen zurück.

Ich finde es merkwürdig, dass ich mich, völlig egal wieviel ich wiege, ob mehr oder weniger, immer noch wie Abfall fühle, wenn mein Essen „außer Kontrolle“ oder „unklar“ ist. Als ich anfing, mit einer Sponsorin zu arbeiten, erkannte ich, wie streng ich zu meinem Körper war. Ich gab meiner Krankheit die Schuld dafür, dass ich nie eine richtige Liebesbeziehung gehabt hatte und nicht Mutter geworden war und gleichzeitig behandelte ich meinen Körper so schlecht, dass es mich ins Gefängnis gebracht hätte, wenn ich ein Kind so behandelt hätte.

Wenn ich mich an meinen Essplan halte, fühle ich mich jeden Tag wie ein neuer Mensch. Ich empfinde Liebe für meinen Körper, wie mir das vorher nicht möglich gewesen war. Das Wunder dieses Programms ist so viel mehr als ein gesundes Körpergewicht und die Freiheit davon, öffentlich verspottet zu werden (ob eingebildet oder real). Ich habe Frieden in meiner eigenen Haut. Ich kann meinen Körper ansehen, den gleichen Körper, den ich als Teenager hatte, und ich sehe etwas Schönes, Starkes und Wunderbares.

Ich kann anderen Hoffnung geben, die in den Gefängnissen ihres eigenen Denkens und Körpers eingeschlossen sind, indem ich ehrlich über meinen Weg bin: Er war nie etwas, was ich tat oder was jemand für Geld für mich getan hat. Vielmehr habe ich hart im OA-Programm gearbeitet und war geduldig. Immer nur für einen Tag fühle ich mich mehr und mehr zu Hause in meinem Körper und fähig, für ihn zu sorgen. Das ist es, was das Programm und die Gemeinschaft für mich bewirken. Was ich 25 Jahre lang nie für mich selbst tun konnte, auch nicht mit größter Anstrengung. Ich danke euch so sehr, dass ihr dies lest und Teil meiner Genesung seid!

- *Anonym*

Die dritte Stimme

Ich wuchs in einer Zeit auf, in der super schlank sein mit Attraktivität gleichgesetzt wurde und war die Tochter einer Frau, die ihr ganzes Leben schlank gewesen war und für ihre Schönheit gefeiert wurde. Ich Pechvogel dagegen kam mehr nach meinem Vater: untersetzt, dick und immer hungrig nach Süßigkeiten! Die Qual, ein übergewichtiger Teenager mit ständigem Hunger auf Süßigkeiten zu sein und Dehnungsstreifen zu haben, war schlimm genug, ohne dass meine Mutter mir noch sagte, ich würde „nie eine Schönheit sein".

Ihre Stimme hallte über die Jahre immer weiter in meinem Kopf. Also versuchte ich als junge Erwachsene, mich auf andere Weise schön zu machen, benutzte Kleidung, Schmuck und Kosmetik. Ich versuchte, mit Diäten, Erbrechen, Amphetaminen, Tabak und Abführmitteln schlank zu werden und überaß mich dabei die ganze Zeit. Ich versuchte, von anderen das Gefühl zu bekommen, dass ich in Ordnung bin, so wie ich bin und hatte sogar eine Affäre mit einem verheirateten Mann, hauptsächlich, weil er mir sagte, ich sei schön.

Sicher sah ich äußerlich großartig aus, aber ich konnte nie gut genug aussehen, um mich auch innerlich so zu fühlen. Wenn ich Kritik begegnete - oder Unglück, Traurigkeit -, war meine Reaktion darauf Selbsthass, insbesondere Hass auf meine äußere Erscheinung, meinen Körper.

Wirklich verstörend war, dass ich dann Süßigkeiten oder übermäßiges Essen verschlang, nicht um mich besser zu fühlen, sondern um nichts zu fühlen, um wegzumachen, was auch immer ich fühlte.

Als ich zu OA kam, war ich selbstmordgefährdet und auf spiritueller Ebene völlig taub geworden. Um im Programm vorwärtszukommen, erhielt ich dort Anleitung, ein spirituelles Leben zu entwickeln, Zucker und andere Triggernahrungsmittel aus meinem täglichen Konsum zu streichen, meine Essensmenge zu begrenzen und meine drastischen Entschlackungspraktiken aufzugeben. Daraufhin konnte ich die Schritte gründlich durcharbeiten, um die Ergebnisse zu erreichen, von denen ich gehört hatte und die ich wollte. Ich räumte mit meiner Vergangenheit auf, hatte ein spirituelles Erwachen und hielt die Abstinenz, die ich schon hatte. Aber meinen Körper lieben? Als ich an einem OA-Workshop zum Thema Körperbild teilnahm, hörte ich bedauerlicherweise keine Botschaft der Hoffnung, sondern hatte nur noch mehr Selbsthass auf den eigenen Körper.

Dann besuchte ich meine Mutter. Auf der Fahrt kam mir wieder ihre Stimme ins Gedächtnis: „Du wirst nie eine Schönheit sein“. Dem hielt ich die Stimme meiner Sponsorin entgegen: „Dein Körper ist nicht deine Angelegenheit, Melissa. Deine Angelegenheit ist es, was du dir in den Mund steckst.“ Dann tauchte eine neue Stimme in meinem Kopf auf und stellte entschieden fest: *„Du hast deine eigene Schönheit, Melissa“*. In diesem Moment veränderte sich alles. Seit diesem Moment vor 26 Jahren habe ich diese Botschaft und die vollständige verändernde *Kraft* dieser dritten Stimme nie angezweifelt.

Ein paar Jahre später hatte ich die Gelegenheit, eine 95-jährige Cousine meiner Mutter zu besuchen, die sich nicht erinnerte, mich je getroffen zu haben. Als sie mich sah, rief sie aus: „Du siehst wie deine Mutter aus – sie war auch wunderschön!“

Ich kam nicht *deswegen* zu OA. Vielmehr kam ich, weil ich mich innerlich tot fühlte, aber leben wollte. Meine grundlegende Veränderung, die von dieser dritten Stimme bewirkt wurde, dazu meine unterstützende, dauerhafte Abstinenz, das Aufrechterhalten eines gesunden Körpergewichts, das Aktiv-Sein in OA und das Sponsern von Frauen (von denen manche atemberaubend schön sind, aber ihren Körper hassen), all das hat mich auf eine tiefe Stufe von Selbstannahme und Liebe zu meinem Körper gebracht. Ich habe wirklich meine *eigene* Schönheit, innen *und* außen.

\- *Anonym*

Der Spiegel der spirituellen Verfassung

Im Lauf der Jahre habe ich festgestellt, dass nicht nur mein Körper im Spiegel gezeigt wird, sondern auch mein spiritueller Zustand.

Bevor ich OA fand, sah ich mich selten im Spiegel an, außer wenn ich mich rasierte oder mein Gesicht wusch. Ich schaute nie auf meinen dicken Bauch hinunter, der an den Auswirkungen des wiederholten Zu- und Abnehmens litt. Ich war fett und verabscheute mich selbst, fühlte mich aber machtlos, weil ich schon als kleiner Junge übergewichtig gewesen war. Ich hatte mich damit abgefunden, mein ganzes Leben dick zu sein.

Nach ein paar Monaten in OA war ich erstaunt und überglücklich als ich merkte, dass es mir möglich gewesen war, mein Übergewicht zu reduzieren. So wenig wie ich nun mit 29 wog, hatte ich zuletzt als 14-Jähriger gewogen. Durch ein Training an Gewichten hatte ich sogar die Anfänge eines Sixpacks an meinem Bauch. Aber mein spiritueller Zustand hatte mit meiner körperlichen Genesung nicht Schritt gehalten. Ich hatte 20 kg abgenommen, als jemand, den ich ein paar Monate nicht gesehen hatte, bemerkte: „Mein Gott, du siehst magersüchtig aus“. Das machte mich richtig fertig, aber selbst mit meinem niedrigeren Gewicht war mein Bauch immer noch ein bisschen weich und ich hielt mich für fett. Ich verabscheute mich immer noch selbst.

In späteren Jahren ging mein Gewicht, obwohl ich abstinent war, ein wenig nach oben, weil eine Veränderung meines Lebensstils mir weniger Zeit für Sport ließ. Ich fühlte mich eigentlich ganz wohl mit meinem Leben und mein Arzt war mit meiner Gesundheit und Figur zufrieden, aber ich empfand immer noch Abscheu, wenn ich in den Spiegel schaute und „Fett“ sah. Fett, Fett, Fett! Glücklicherweise erfuhr ich, dass ich diese Gedanken durch die Arbeit im 3. Schritt abgeben konnte. Meine spirituelle Verfassung entwickelte sich weiter, aber der Nachschub an diesen negativen Botschaften schien nie aufzuhören.

Ein neuer Trainingsplan und die Verfeinerung meines Essplans haben mich dabei unterstützt, die wenigen überflüssigen Pfunde bleibend loszuwerden, die ich nach einer Operation vor ein paar Jahren zugenommen hatte. Ich entdeckte auch, dass diese Gefühle von Selbstekel sich langsam verflüchtigten und Selbstannahme an ihre Stelle trat, während ich schrittweise weiter kapituliert habe. Ich hatte ein spirituelles Erwachen an dem Tag, als ich in einen Ganzkörperspiegel sah und statt Fett einen sehr gutaussehenden, gesunden Mann in den mittleren Jahren sah. Mein Körper war groß, schlank und gesund – und ist es immer noch (obwohl ich kein Sixpack habe und in meinem Alter höchstwahrscheinlich auch nicht mehr bekommen werde).

Das wichtigste Geschenk, das ich in diesem Programm erhalten habe, ist, dass ich an den Punkt gekommen bin, an dem ich mein ganzes Selbst vollständig annehme und feiere – körperlich, emotional und spirituell. Dies erwächst aus einer lebendigen spirituellen Verfassung. Wenn sich heute ein negatives Körperbild in meinem Kopf bildet, sagt mir das nur, dass ich nach anderen Informationen suchen muss. Was geht spirituell in mir vor, das bewirkt, dass ich unzufrieden mit mir bin? Das ist eine Gelegenheit zur Besinnung und Meditation und gleichzeitig ein Geschenk der Weisheit von meiner Höheren Macht.

Es hat lange gedauert, eine gesunde Einstellung meinem Körper, meinem Geist und meiner Seele gegenüber zu entwickeln. Das ist ein Beleg für die Worte: „Komm immer wieder! Es funktioniert, wenn wir etwas dafür tun.“ Es lohnt sich wirklich.

- *Anonym*

Die Krankheit war nie zufrieden

Meine Erkrankung Sportbulimie trieb mich bis zu dem Punkt, an dem ich glaubte, dass mein Aussehen wichtiger sei als meine Gesundheit. Weil ich in Verleugnung lebte, sah ich das, was ich tat, nicht als ungesund oder schädlich an. 15 Jahre später kann ich im Rückblick sehen, dass das, was ich mir antat, körperlicher, emotionaler und psychologischer Missbrauch war.

Mein typischer Tag mit meiner Krankheit begann um 5 Uhr morgens mit einer Stunde Radfahren, entweder in meiner Nachbarschaft oder auf einem Trainingsrad im Fitnessstudio. Mittags war ich wieder im Fitnessstudio für mehr als 1 Stunde Gewichtheben. Nach der Arbeit ging es noch einmal mindestens 2 Stunden ins Studio zu einer Kombination von Cardiotraining und Gewichtheben. An den Wochenenden tauchte ich nochmal für 2 1/2 bis 4 1/2 Stunden im Studio auf, um eine Kombination von Cardiotraining und Gewichtheben durchzuziehen. Und Freitag und Samstagabend tanzte ich 3 Stunden.

Als mein Gewicht zu steigen begann und ich es nicht mit all dem Sport wieder verbrannte, wurde innerlich der Schalter umgelegt und es begann eine Phase, immer weniger zu essen, bis ich mich selbst fast verhungern ließ. Ich redete mir unzählige Male selbst ein, dass ich in Ordnung wäre, wenn ich 2 kg abnähme: Dann wäre ich liebenswert, dann würde mich jemand lieben. Ich nahm die 2 kg zwar ab, aber die Krankheit war nie zufrieden. Sie sagte mir, ich müsse noch einmal 2 kg verlieren und dann noch einmal. Es war egal, wie viel Gewicht ich abnahm, weil es nie genug war. *Ich* war nicht genug.

Dieser Kreislauf des Wahnsinns ging weiter, bis es eines Tages einen Zusammenbruch gab und ich wieder mit dem zwanghaften Überessen anfing. Gegen Ende der Zeit, in der ich mich in meiner Krankheit gefangen fühlte, merkte ich, dass ich nicht mehr massiv hungern konnte und mein Gewicht stieg und stieg. Die Menge an Zeit, die ich auf Sport verwendete, wuchs auch. Mein Selbsthass nahm zu. Um diese Zeit herum griff das Leben ein und ich ging zu OA. Ich suchte mir einen Sponsor, der mich darüber aufklärte, dass mein Verhalten in Bezug auf Sport Bulimie genannt wurde. Als Mann hatte ich gedacht, dass es Bulimie nur bei jungen Frauen gab. Am Anfang konnte ich nur mit den Geschichten anderer Bulimiker etwas anfangen und die Bulimiker, die ich traf, waren Frauen in allen Altersgruppen. Die meisten Männer, die ich traf, hatten mehr als 45 kg abgenommen. Letzten Endes wurden diese Männer jedoch meine Freunde - Menschen, die ich lieben lernte.

Mit Hilfe aller, die ich traf, begann ich meine Genesungsreise, nicht nur von der Bulimie und dem zwanghaften Überessen, sondern auch von vielen anderen Problemen. Ich habe die Schritte viele Male durchgearbeitet und ich wende die Schritte weiter täglich an. Ich habe viel Dienst getan, um zu zeigen, wieviel mir meine Genesung bedeutet und tue auch heute weiterhin Dienst. Ich rufe meinen Sponsor mindestens einmal in der Woche an und besuche regelmäßig Meetings. Zu meinem Essplan gehört das Messen und Wiegen meines Essens und ich habe einen Aktionsplan, der Sport, Beziehungen, Arbeit und Dienst beinhaltet. Heute bin ich ein geistig gesundes OA-Mitglied.

\- *Anonym*

Mein gesundes neues Körperbild

Bevor ich zu OA kam, hasste ich meinen Körper. Ich bin eine Frau, für die immer alles entweder schwarz oder weiß ist und das Traurige daran ist, dass ich in der ganzen Tragödie des Dickseins keinen grauen Übergangsbereich erkennen konnte. Ich war entweder fett und hasste mich selbst für die zusätzlichen Pfunde oder schlank und fühlte mich ausgehungert und war mir sicher, dass es nicht halten würde.

Nach mehreren Monaten in OA habe ich eine viel freundlichere Einstellung zu mir selbst entwickelt. Ich habe ein paar Pfund abgenommen und das verbessert mein Selbstbild, aber die wichtigste Veränderung betrifft meine geistige Orientierung. Ich habe eine liebevolle Akzeptanz gegenüber meinem Körper entwickelt, ob dick oder dünn. Wie kam es zu dieser dramatischen Veränderung? Der Gewichtsverlust hat geholfen, aber ich glaube, dass viele Faktoren dazu beigetragen haben.

Die bedingungslose Annahme, die die OA-Mitglieder leben, hat mich aufgerichtet. Manche von ihnen wiegen mehr als ich, aber wir nehmen uns alle an und bejahen einander, so wie wir sind.

Das Buch *Abstinenz (zweite Ausgabe)* hat mir Hoffnung gegeben. Eine meiner Töchter hat es mir gegeben und ich habe die Geschichten von Leuten, die mit der Esssucht gekämpft und Hindernisse überwunden haben, immer wieder gelesen. Das sind wirkliche Menschen, die Selbstannahme gefunden haben.

Das Prinzip der Abstinenz, verbunden mit ihrem lebenslangen Begleiter Gelassenheit, hat mir noch mehr Hoffnung gegeben. Viele Mitglieder haben von dem geheimnisvollen Frieden und der leisen Freude erzählt, die sie fanden, als sie abstinent lebten.

Die Meetingsstruktur mit dem Lesen der Zwölf Schritte und Traditionen gibt mir ein Gefühl von Sicherheit. Wenn ich mich früher in irgendeiner Weise überaß, fühlte ich mich außer Kontrolle und hasste mich und meinen Körper. Ich habe vielleicht versucht, mich so für das Überessen zu bestrafen. Aber was auch immer ich tat, es hat nicht funktioniert.

Die Zwölf Schritte helfen mir. Ich bin noch dabei zu lernen, wie die Arbeit in den Schritten geht, aber ich habe schon jetzt größeren Frieden und Sicherheit und eine stärkere Selbstachtung, als ich es mir vor einigen Monaten hätte vorstellen können. Die ersten drei Schritte sind buchstäblich Lebensretter. Ich habe noch einen weiten Weg vor mir, aber ich bin auch schon weit gekommen.

Die Beschäftigung mit den Schritten und die Freude über das Einüben einer neuen Lebensweise geben mir Hoffnung. Ein Nebenprodukt dieser Hoffnung ist die Annahme meines Körpers, so wie er ist, ob übergewichtig oder nicht. Ich glaube, dass die Arbeit in den Schritten und meiner Höheren Macht die Erlaubnis zu geben, mich von meinen Charakterfehlern zu befreien ein sicheres Fundament für Selbstannahme und Selbstachtung bieten. Als ich verheiratet war, vermied ich oft Sex mit meinem Mann, weil ich mir dick vorkam und mir Sorgen machte, was er über mich denken würde. Ich hasste mich und insbesondere meinen Körper, dass er so außer Kontrolle und so dick war.

Jetzt haben sich meine Beziehungen durch mein neues Körperbild, die neue Selbstannahme und Hoffnung auf Gelassenheit in der Abstinenz dramatisch verändert. Meine neue Einstellung gibt mir neues Selbstvertrauen. Ich bin jetzt bereit für eine neue Beziehung. Wenn ich niemand Passenden kennenlerne, ist das auch in Ordnung. Ich habe eine gesunde Einstellung zu meinem Körper und eine entspannte Einstellung gegenüber meiner Sexualität.

\- *Anonym*

Und der Preis geht an…

Ich bin seit fast 75 Jahren in diesem Körper, von denen ich 35 Jahre mit Übergewicht, Diäten, wiederholtes Ab- und Zunehmen und dem Versuch, unsichtbar zu sein zugebracht hatte. Ich kam mit 39 zu OA, fand nach dem ersten Meeting eine Sponsorin, indem ich die Telefonnummern anrief, die ich bekommen hatte, suchte mir aus *Wahlmöglichkeiten [*Teil des Buches *Abstinenz, Essplan, Sponsorschaft]* den Essplan mit dem meisten Essen aus, arbeitete in den Schritten und tat Dienst. Innerhalb von 18 Monaten nahm ich 45 kg ab. Ich genieße jetzt schon seit 35 Jahren das Leben der Genesung in einem Körper mit Normalgewicht und jetzt möchte ich ein paar Preise verleihen.

Der 4. Preis geht an (der Moderator öffnet den Umschlag, macht eine Pause, sieht auf und verkündet) MEINE HAUT! Da beginnt meine Dankbarkeit. Das ist eine große Überraschung, weil ich meine Haut normalerweise ignoriert oder als Problem betrachtet habe. Sie war ölig und fettig (vielleicht vom Junkfood) und hat mir in der Schule und darüber hinaus eine peinliche Akne beschert. Dehnungsstreifen zeigten sich, als meine Kleidergröße bei XXL angekommen war. Das Erreichen meines Zielgewichts nach 18 Monaten Abstinenz in OA führte zu abstoßender schlaffer Haut. Aber irgendwie hat sie durchgehalten in diesen 30 Jahren Dehnen und Schrumpfen infolge all der Diäten und gescheiterten Sportpläne und deshalb bekommt meine wunderschöne Haut einen Preis.

Der dritte Preis geht an HOFFNUNG! Trotz alle Essattacken und Diäten hatte ich immer die Hoffnung, dass es morgen anders sein würde. Die Abstinenz hat das Morgen in ein Heute verwandelt. Aber es hat auch meine Zündschnur verkürzt. Als die Zeit meiner Abstinenz länger wurde, wurde auch die Liste der Dinge länger, die für mich untragbar und unannehmbar waren, wie meine Sicht auf meinen Körper. In all den Jahren meiner Esssucht, von der 4. Klasse bis zum Alter von 39 Jahren, hatte ich immer die Hoffnung: Wenn ich je schlank wäre, würde ich wie ein Filmstar aussehen und einen pastellblauen Bikini kaufen, „wie alle anderen ihn trugen". Dann nahm ich etwa 45 kg ab und erkannte, dass ich nicht wie ein Filmstar aussah. Meine Haut schlabberte unter den Armen, mein Bauch hing herunter, und die Innenseiten meiner Schenkel sahen in meinen Augen extrem faltig aus, wie die Beine eines Elefanten. Ich verlor die Hoffnung.

Der zweite Preis geht deshalb an die GEDULD – und an meinen ersten Partner, mit dem ich nach meinem Gewichtsverlust Sex hatte. Er blieb mindestens zwei Stunden wach und empathisch, während ich in einem fort erklärte, wie sehr mich das Abnehmen entstellt hätte. Schließlich enthüllte ich die gefürchteten Zonen. Er hatte Angst, überhaupt hinzuschauen, versuchte trotzdem, nett zu sein und fragte mich, wo genau ich denn so schrecklich wäre. Ich hatte das Gewicht verloren und fühlte mich trotzdem hässlich. Aber jetzt gab es die „Lösung Gewichtsverlust" nicht mehr und da war in der Hinsicht nichts mehr zu retten. Die Antwort?

MUT! Der erste Preis geht an den Mut. Ich ging an einen FKK-Strand! Niemand wurde ohnmächtig. Niemand zeigte auf mich oder starrte mich an. Ich war einfach ein weiterer Baum im Wald.

Schließlich geht der Hauptpreis an meine HÖHERE MACHT, die mir täglich Entscheidungsmöglichkeiten gibt, damit ich glücklich, froh und frei sein kann. Meine Aufgabe ist es, diese Gelegenheiten zu ergreifen.

- *Anonym*

Anmut, Anpassungsvermögen und Ganzheit

Vor acht Jahren wurde bei mir Brustkrebs diagnostiziert und ich stand vor mehreren großen Entscheidungen. Der Chirurg hatte zur Brustamputation geraten und ich musste entscheiden, ob ich eine Rekonstruktion wollte und wenn ja, in welcher Form (die Risiken und potenziellen Komplikationen waren bei den Alternativen unterschiedlich). Ich war seit 20 Jahren in meiner Genesung in den Zwölf Schritten. Ich vertraute auf Methoden, die ich in OA gelernt hatte.

Die Werkzeuge des Programms waren unschätzbar. Beim Schreiben wandte ich mich an meine Höhere Macht und bat sie, alles „gesagt zu bekommen“, was ich wissen musste. Im Wesentlichen erfuhr ich, dass ich liebenswert war, egal, welche Entscheidung ich traf. Anrufe bei meiner Sponsorin und anderen Mitgliedern der Gemeinschaft waren lebensnotwendig. In Meetings sprach ich darüber, was mich beschäftigte. Ich arbeitete in den Schritten, meditierte und betete.

Fast von Anfang an hatte ich das Gefühl, dass etwas, das größer war als ich selbst, sich um mich kümmerte. Mir wurde viel direkte konkrete Hilfe angeboten, aber zusätzlich sagten viele Freunde, sie würden für mich beten. Diese Unterstützung war spürbar. Ich fühlte mich innerlich getragen, als würde ich in einem warmen See oder Ozean treiben. Obwohl Ängste und sogar kurzzeitig Panik aufstiegen, gebrauchte ich die Sucht nicht als Fluchtmittel.

Wunderbarerweise konnte ich in der Zeit zwischen der Diagnose und der Operation wiederholt zu mir kommen und in mich hineinspüren, welche Alternative sich so anfühlte, als wäre sie für mich am besten. Ich bekam die Namen von Frauen genannt, die die Operationen bereits hinter sich hatten, die ich in Betracht zog. Da ich an tiefer gehende Gespräche mit Fremden gewöhnt bin, rief ich diese Frauen an und sprach mit ihnen. Bei Treffen mit Ärzten war ich in der Lage ehrlich zu sagen, was ich dachte und fühlte.

Schließlich wurde klar, dass für mich die lebensbejahendste Alternative ein Rekonstruktionsprozess war, bei dem Gewebe von einem Teil meines Körpers als „Spender"-Gewebe für eine neue Brust genommen würde.

Vor OA hatte ich Jahre durchlebt, in denen ich in ungesunder Weise auf meinen Körper fixiert war. Manche dieser Gefühle tauchten am Tag nach der Operation wieder auf. Ich mochte das Aussehen der neuen Brust nicht. Ich war in Gefahr, einen wunderschönen, verletzlichen Teil von mir abzulehnen. Erstaunlicherweise verschwanden meine negativen Gefühle in Bezug auf die Resultate innerhalb einer Stunde.

Gleichzeitig geschahen Ereignisse, die mir zu dem Wissen verhalfen, dass ich eine gesunde Entscheidung getroffen hatte - die beste Entscheidung für mich, sowohl körperlich als auch emotional. Meine Heilung verlief ähnlich wie meine Heilung in OA - langsam und stetig, aber im Laufe der Zeit wirklich beachtlich. Obwohl die Diagnose und die Eingriffe traumatisch waren, war ich die ganze Zeit zutiefst dankbar, am Leben und nicht allein zu sein. Mit Hilfe des Programms und meiner Höheren Macht konnte ich meine Abstinenz erhalten und ein Gefühl der Ganzheit, Durchlässigkeit und Anmut zurückgewinnen.

Während des ersten Jahres nach meiner Operation schuf ich eine Serie von Selbstporträts, von denen manche meine Brust offen oder halb enthüllt zeigten. Mehrere wurden zu Kunstobjekten gestaltet und in einer örtlichen Galerie ausgestellt. Vor OA hielt ich meinen Körper nicht für schön und ich hätte mir nie erlaubt, so gesehen zu werden.

Heute bin ich immer noch äußerst dankbar für meine Genesung und besonders dankbar bin ich für die OA-Gemeinschaft.

- *Anonym*

Beziehungen

„Seit der Genesung habe ich mir erlaubt, Freude, Freiheit, Nähe und die Möglichkeit zu lieben in mein Leben zu lassen."

- *Anonym*

Es heißt, Genesung bedeutet zu lernen, wie man eine vertraute Beziehung mit unserer Höheren Macht, mit uns selbst und mit anderen leben kann. Jedes dieser Ideale von Intimität und Nähe kann Angst machen. Viele glauben, dass eine gesunde Beziehung zum Essen, ein ausreichend gutes Unterstützungsnetzwerk und irgendeine Verbindung zu einer Macht größer als wir selbst, im Grund alles von einem unsicheren Waffenstillstand bis zu einer strapazierfähigen Verbindung, ausreichend ist. Aber stimmt das wirklich?

Um Nähe zuzulassen, müssen wir den Mut finden, uns nicht länger hinter den Mauern zu verstecken, die wir errichtet haben und dieser Mut kann viele Formen annehmen. Wir können aufhören, Fett als Schutzschild gegen andere (und uns selbst) zu benutzen. Wir können lernen, Freude daran zu finden, wieder mit Familienmitgliedern in Kontakt zu kommen, die wir in der Vergangenheit von uns gewiesen haben (und sei es nur in ganz kleinen Schritten). Wir können beschließen, jemand anderen alles von uns wissen zu lassen, nicht nur die Teile, von denen wir meinen, sie gefahrlos teilen zu können. Wir können die Stärke finden, unserer Höheren Macht zu sagen, dass wir uns nie bedingungslos geliebt fühlten, aber uns danach sehnen herauszufinden, wie sich das wohl anfühlen würde.

Wie weit sind wir bereit zu gehen, wenn wir uns für Genesung entscheiden? Die Autorinnen und Autoren dieser Geschichten haben den Mut gefunden, zu Reisen aufzubrechen, die so lange undenkbar erschienen waren. Auf Ihrem Weg der Genesung fanden sie einen Fahrplan zum Glück.

Eine beständige Liebe finden

Vor der Genesung baute ich in meinen engsten Beziehungen eine Menge Mauern auf und sie gingen deshalb nicht in die Tiefe. Es war so viel leichter, Teile meines Lebens und von mir zu verbergen, anstatt authentisch die zu sein, die ich bin. Ich war auch überzeugt, dass jeder meiner Partner meinen Körper nicht mochte und diese Einstellung schränkte eindeutig meine Sexualität und meine Freude an körperlicher Intimität ein. Die große Last von Scham, die ich mit mir trug, wirkte sich sicher auf meine Partnerwahl für eine Liebesbeziehung aus. Ich wies tatsächlich häufig attraktive Menschen zurück, die mich anziehend fanden, weil mein Selbstbewusstsein derart am Boden war. Ich hatte solche Angst davor, mich auf einen anderen Menschen emotional tiefer einzulassen und konnte mir wirklich nicht vorstellen, dass mir das jemals gelingen würde.

In meinen ersten Liebesbeziehungen ließ ich über Nacht mein Makeup dran, um nicht ungeschminkt gesehen zu werden, so wie ich eben bin. Der Gedanke daran, entblößt zu sein, erfüllte mich mit Furcht und es machte mich verlegen, wenn mich jemand nackt sah. In Wirklichkeit war aber nie mein Körper das Problem. Das Problem war immer in meinem Denken - es war immer meine Krankheit. Für mich als Magersüchtige und Bulimikerin war es immer eine riesige Herausforderung, mich in meinem Körper zu Hause und mit mir selbst wohlzufühlen, egal mit welcher Figur oder welchem Gewicht. Vor der Genesung war es mir fast unmöglich, mich in dieser Hinsicht gut zu fühlen.

Jetzt, da ich abstinent bin und im Programm arbeite finde ich heraus, was das wirklich bedeutet, ich selbst sein. Was brauche ich in einer Beziehung? Ich habe keine Angst, die Antworten zu suchen und meine Bedürfnisse auszudrücken. Ich bin auch viel mehr in Berührung mit meiner Sexualität und ich weiß, was ich mag und was mir nicht gefällt. Vor OA konnte ich nicht einmal akzeptieren oder anerkennen, dass ich bisexuell bin. Jetzt liebe ich alle Teile meiner Sexualität und nehme sie an. Ich muss keine Geheimnisse mehr herumschleppen, die mich emotional und körperlich belasten. Ich kann auch viel mehr Nähe zulassen mit der Person, die ich liebe und ich lebe mit viel weniger Sorge und Angst, nicht akzeptiert zu werden. Die Werkzeuge des Programms haben es mir ermöglicht, durch viele Höhen und Tiefen und Lebensveränderungen hindurch eine dauerhafte Beziehung zu pflegen und zu erhalten. Ich bezweifle sehr, dass ich ohne mein OA-Programm und alles, was ich durch seine fortgesetzte Anwendung gelernt habe, heute noch mit dem Mann zusammen wäre, der in der Genesung mein Ehemann wurde. Ich weiß, ich werde die Werkzeuge und Schritte immer brauchen, um zu behalten, was ich heute habe.

Eine Beziehung zu einer Macht zu entwickeln, die größer ist als ich selbst, erlaubt es mir, den Ballast abzuarbeiten, den ich viele Jahre vergraben hatte. Ich hatte früher immer das Gefühl, dass ich wirklich nichts oder niemanden dauerhaft verdiente, dass die Liebe mich immer in Stich lassen würde. Heute ist mein Körper stärker, meine Gefühle sind eher zu bewältigen und ich habe gelernt, ehrlich zu sein. Für mich ist Ehrlichkeit einer der größten Unterschiede in meiner Partnerschaft, was daraus resultiert, dass ich in der Genesung bleibe. Wenn ich zuhöre und gehört werde, entwickelt sich eine tiefere Ebene von Vertrauen, und ich fühle mich in allen Bereichen meines Lebens wohler – ob romantisch oder sonst wie.

\- *Anonym*

Der Weg von den Tiefen des Rückfalls dahin, ein liebevoller Partner zu sein

Ich bin ein Mann in den frühen Dreißigern, der ungefähr sieben Jahre bei OA ist und aktuell elf Monate Abstinenz hat. Mein letzter Rückfall war höllisch und endete damit, dass ich nach Monaten mit immer wiederkehrenden Fresstrips schwer krank wurde. Ich überzeugte mich selbst, dass ich in Ordnung war, weil ich ja nicht dauernd Essanfälle hatte. Nach dieser Zeit habe ich mich in einer anderen Weise zur Abstinenz verpflichtet und ich erinnere mich täglich daran, dass meine Abstinenz an erster Stelle stehen muss - oder alles andere wird draufgehen.

Ich lebe seit fast drei Jahren in einer ernsthaften Beziehung. Einer Beziehung, die sicher nicht möglich gewesen wäre, ohne die zusätzliche Stabilität, die mir meine Genesung in OA ermöglicht hat. Während meines letzten Rückfalls habe ich erkannt, wie sehr meine Sucht meine Fähigkeit beeinträchtigt hatte, ein liebevoller Partner zu sein. Als ich Single war, konnte ich mich einfach in meinem Zimmer einschließen und fressen. Ich musste nicht der Tatsache ins Auge sehen, dass ich vom Essen großer Mengen Zucker nicht nur körperlich elend und geistig verrückt werde, sondern dadurch auch unglaublich reizbar und ungeduldig mit anderen Leuten bin. Ich war so gut darin, mein Überessen zu verbergen, dass meine Freundin keine Ahnung davon hatte, dass ich seit Monaten im Rückfall war. Als ich schließlich ehrlich wurde und erzählte, was vorgegangen war, erkannte sie, dass meine Stimmungsumschwünge, ich konnte unglaublich liebevoll sein und zu anderen Zeiten kalt, gereizt und verschlossen, ganz davon abhängig waren, ob ich im Essen war oder nicht. Ich musste mich der Tatsache stellen, dass meine Sucht meine Fähigkeit beeinträchtigte, mit jemandem, den ich liebte, eine Beziehung zu leben. Ich musste Abstinenz zu meiner obersten Priorität machen, nicht nur um meiner eigenen körperlichen und geistigen Gesundheit willen, sondern auch, um als Partner wirklich da sein zu können.

Wenn ich im Essen bin, ist kein Raum für irgendwas oder irgendjemand anderen und ich meide körperliche und emotionale Nähe. Wenn ich ehrlich bin, dann vermeide ich manchmal auch dann Nähe und Intimität, wenn ich abstinent bin, weil es mir unangenehm ist, erkannt, gesehen und geliebt zu werden. Ich habe eine Menge Schmerz, Traurigkeit und eingeübte Einsamkeit zu überwinden. Aber wenn ich abstinent und stark in meiner Genesung bin, kann ich in Bezug auf meine Gefühle ehrlich sein und das schafft Raum für Verständnis und Beziehung. Meine Abhängigkeit vom Essen hat viele Aspekte und einer davon ist eine Tendenz, Essen als Ersatz für Liebe und Verbundenheit zu benutzen.

Als ich meine völlige Besessenheit vom Essen als Quelle des Vergnügens erlebte, lange nachdem es meine primäre Quelle von Leid geworden war, konnte ich Sex nur genauso getrieben wie die Esssucht ausleben, wenn ich ihn in diesen Zeiten nicht völlig vermeiden konnte. Jetzt, da ich mich verpflichtet habe, das übermäßige Essen immer nur für einen Tag liegenzulassen, lerne ich ganz langsam, Liebe und Verbundenheit – inklusive Sex - ganzheitlicher zu erleben. Auch das geschieht immer nur für einen Tag, aber jeder Schritt bringt mich weiter auf der Straße zu einer erfüllteren Lebenserfahrung statt zurück in die Sackgasse meiner Esssucht. So schwierig es auch ist, ich bin trotzdem dankbar, auf dieser Reise zu sein.

- *Anonym*

Ohne Abstinenz kann mein Herz nicht heilen

Ich war 21 Jahre alt, wog 154 kg und war dabei, mich selbst mit Essen umzubringen, als ich zu OA kam. Als Kind und Teenager hatte ich zwanghaft Pornos geschaut als Flucht vor meiner eigenen enttäuschenden körperlichen Erscheinung. Als ich älter wurde, gelangte ich zu der Überzeugung, meine Sexualität nicht ausleben zu dürfen, weil ich nicht so aussah, wie ich es meiner Vorstellung nach sollte. Dadurch verpasste ich etliche prägende Erfahrungen, die viele junge Männer durchmachen. Ich aß, um meine Leere zu betäuben. Ich aß, um mit den Strafen fertig zu werden, die ich mir selbst auferlegte. Meine Esssucht war mit jedem Bereich meines Lebens verwoben.

Als ich zu OA kam und abstinent wurde, nahm ich sehr schnell ab. Ich zog in den Meetings eine Menge Aufmerksamkeit auf mich. Mir wurde immer wieder gesagt, wie attraktiv ich sei - manchmal von Frauen, die doppelt so alt waren wie ich. Diese Art von Aufmerksamkeit ist schmeichelhaft und verwirrend zugleich, wenn man gerade eine persönliche Inventur von seinem Innern macht. Meine Einstellung zu meiner körperlichen Erscheinung begann hin und her zu schwanken. Mal empfand ich Dankbarkeit, mal ekelte ich mich heftig vor der überschüssigen Haut am Bauch.

Ich war in einer Beziehung, als ich zu OA kam. Wir waren sechs Jahre zusammen, heirateten und ließen uns ein Jahr später scheiden. Sechs Monate nach meiner Scheidung traf ich eine andere Frau und zog ein Jahr darauf mit ihr zusammen. Eine Beziehung zu haben bedeutete, mich von jemandem gewollt zu fühlen. Es bedeutete, dass ich liebenswert war, begehrenswert und wertvoll. Innerlich bin ich immer noch dieser kleine fette Junge, der einfach will, dass ihn jemand ansieht. Ich glaube, es sind diese tiefen Bedürfnisse, die viele meiner Mängel verursacht und viele meiner Beziehungen beeinträchtigt haben. Jetzt bin ich 32 und in der Endphase einer Trennung. Sie ist die erste Frau, für die ich je solch eine tiefe romantische Liebe gefühlt habe. Ich lerne, dass es möglich ist, zugleich todunglücklich und abstinent zu sein. Mein Herz kann nicht heilen, wenn ich nicht abstinent bin.

Ich bin gegenüber meinen Ängsten vor Nähe und Verletzlichkeit machtlos. Ich lebe zum ersten Mal in meinem Leben allein und nüchtern. Für mich bedeutet Kapitulation folgendes: zu vertrauen, dass Gott mir helfen wird, abstinent zu bleiben und mir Erfahrungen ermöglicht, die ich brauche, um mich so anzunehmen, wie ich bin. Meine geistige Gesundheit kommt langsam aber sicher zurück. Ich vertraue darauf, dass ich meine Sexualität ganzheitlich leben kann, mit einer Liebe für meinen Körper und mit inniger Nähe zu einer Frau, mit der ich vielleicht einmal eine Familie haben werde.

OA hat gibt mir nicht alle meine Antworten. Durch die Arbeit in den Schritten werde ich vom zwanghaften Überessen befreit, damit ich meine Zeit auf Erden wirklich leben kann. Auch im Hinblick auf andere Lebensbereiche sind OA und die Abstinenz für mich Werkzeuge. Durch OA steht mir die Welt zur Verfügung. Jetzt ist es meine Aufgabe, der Welt zur Verfügung zu stehen.

All dies in meinem Leben ist ein Wunder: jedes abstinente Essen, mein Gewicht, meine Freunde und meine Beziehung zu meiner Familie. Ich nenne das Wunder, weil Gott mich immer weiter mit einer tieferen Annahme meiner Menschlichkeit segnet, egal wie sehr ich Sachen in den Sand gesetzt habe.

Gerade eben bin ich in einem Café und warte auf einen jungen Mann, den ich sponsere. Ich bin heute abstinent wegen der Leute, mit denen ich das Privileg hatte, meine Erfahrungen zu teilen. Ich war in den letzten paar Jahren schon mehrmals dadurch gesegnet, anderen jungen Männern zu begegnen, die zur Offenheit und Ehrlichkeit über ihren Schmerz und ihre Einsamkeit und ihre Kämpfe mit der Männlichkeit bereit sind. Diese Männer sind meine Helden und Seelengefährten.

Mein Sponsor hat einmal etwas gesagt, was für mich der Beginn einer neuen Ebene der Heilung war. Als er es sagte, spürte ich, wie meine eigene Seele sich selbst zum ersten Mal wahrnahm. Ich bete darum, dass wir weiterhin eine Genesung erfahren, die es uns erlaubt, in die Tiefe zu gehen und uns nie mit weniger zufrieden zu geben als dem Wissen: „Du bist ein wichtiger Mensch, der heute Wichtiges zu sagen und zu tun hat."

\- *Anonym*

Ein starkes Programm ist wie eine starke Ehe

Als ich zu OA kam, dachte ich, ich sei der hässlichste Mensch auf Erden. Ich hatte 11 kg Übergewicht und war so voller Selbsthass, dass ich mich selbst verletzte, mich ritzte, mich schnitt.

Das Programm hat mein Leben gerettet. Ich befolgte die Empfehlungen und wurde nach fast drei Jahren Kampf abstinent. Während der Arbeit im 2. Schritt begann ich zu spüren, wie die Liebe Gottes den Selbsthass wegnahm, den ich so intensiv fühlte. Ich entschied mich, endlich mein Gewicht unter allen Umständen anzunehmen, aber mich auch an einen gesunden Essplan zu halten. Kurz nach diesen Entscheidungen verlor sich mein Übergewicht und stabilisierte sich auf 53 kg bei 1,63 m. Als Teil meiner Genesung fing ich auch an, gemäßigt Sport zu treiben.

Vor der Abstinenz ging ich mit praktisch jedem aus, der mich fragte. In der Genesung war ich anspruchsvoller und vermehrt luden mich interessante, attraktive Männer ein. Ich denke, das ist so, weil Menschen in der Genesung nicht nur eine äußere, sondern auch eine innere Attraktivität haben. Weil ich in meinem Programm arbeitete und abstinent blieb, wurde ich geistig gesund durch die Dating-Welt geführt, wobei ich auch die Erfahrung zu verkraften hatte, fallen gelassen zu werden und allen möglichen Liebeskummer zu haben. Einmal schlief ich mit jemandem, obwohl ich wusste, dass das verkehrt war. Am nächsten Morgen bekam ich bei meiner 11. Schritt-Meditation die sanfte Botschaft: „Das war schädlich für dich und ihn; ich werde dir die Kraft geben, so etwas nicht wieder zu tun.“

Nach neun Jahren Abstinenz lernte ich meinem Mann kennen. Die Beziehungen, die ich gehabt hatte, halfen mir, die Eigenschaften in ihm zu sehen, die ich sonst nicht wahrgenommen hätte. Ich fand ihn körperlich attraktiv, aber er war auch der liebenswürdigste Mensch, den ich je getroffen hatte. Als er mich bat, ihn zu heiraten, bekam ich Panik. Ich ging zu einem OA-Besinnungswochenende, um zu entscheiden, was ich tun sollte. Ich sagte meiner besten OA-Freundin, meiner zukünftigen Brautjungfer, dass ich nein sagen würde, wenn die Ehe sich spirituell nicht richtig anfühlte.

Ich erkannte, dass es für mich unmöglich war, mich auf eine dauerhafte Ehe einzulassen, aber das Programm hatte mich gelehrt, dass ich alles immer nur für einen Tag tun konnte. Daher versprach ich ihm Folgendes: Ich würde mein Bestes tun, um ihn zu lieben und die Ehe jeden Tag zu pflegen und die Ergebnisse meiner höheren Macht zu überlassen. Vor zwei Jahren war ich 36 Jahre abstinent. Am 23. Februar desselben Jahrs war ich 25 Jahre verheiratet. Ich benutze immer noch das Programm, um meine Ehe lebendig zu erhalten, ich bin so dankbar für das Werkzeug Telefon, weil ich gelegentlich meine Brautjungfer anrufen muss, damit ich daran erinnert werde, weshalb ich meinen Mann geheiratet habe und damit sie mir erkennen hilft, welchen Anteil ich an dem Mangel an Gelassenheit habe, den ich gerade erfahre!

Natürlich sind mein Mann und ich älter geworden. Unser Haar ist grau geworden und der Körper schmerzt; unsere Körper sind noch gesund, aber dennoch die von Leuten mittleren Alters. Vor ein paar Jahren entschied ich mich, nach der Arbeit im 11. Schritt mich nicht zu zwingen, mein Gewicht von früher zu halten; dazu müsste ich einen strengen Sport- und Essplan einhalten. Weil ich behutsamer mit mir selbst sein will, habe ich die paar zusätzlichen Pfunde akzeptiert, welche die mittleren Jahre bringen. Ich bin gesund, ich sehe immer noch ziemlich gut aus, und ich bin glücklich.

Dieses Programm funktioniert bei allem. Ich werde mein ganzes Leben lang dankbar sein.

-Anonym

Tiefe, ehrliche Beziehungen zu mir selbst, meiner HM und anderen Menschen

Am Anfang meiner Genesung brachten mich machtvolle spirituelle Erfahrungen weg von der alternativen Spiritualität und hin zu einer konservativen Religion. Mich zog es zu den Schwarz-und-Weiß-Eigenschaften des Konservatismus, obwohl der meine Sexualität verdammte. Seit meiner Jugend fühlte ich mich von Frauen angezogen, und ich war offen lesbisch, lange bevor das sozial akzeptabel wurde. Meine neue Religion begünstigte meinen Kampf mit meinem Körper, der so sehr Teil meiner Essstörung ist. Immer, wenn ich mich von einer anderen Frau angezogen fühlte, machte ich mir Vorwürfe im Namen meiner neuen HM. Abrakadabra! Das Gefühl verschwand. Zuletzt empfand ich Frauen gegenüber keine sexuelle Anziehung mehr. Diese „Freiheit" hielt 14 Jahre an.

Nachdem ich etwa drei Jahre in anderen Gemeinschaften in der Genesung war, fand ich OA. Nach meinem ersten Jahr bei OA griff ich auf einen alten Überlebensmechanismus zurück: Meine Gefühle verstecken. In Meetings sagte ich, was ich für erwünscht hielt, versuchte, weise zu klingen und offenbarte keine Verletzlichkeiten oder Kämpfe. Trotz der Tatsache, dass ich verzweifelt einsam war, hatte ich zu große Angst vor Zurückweisung, um meine Schwächen zu zeigen. Obwohl ich mich an einen Essplan hielt, mein Essen einem

Sponsor mitteilte und 15 notwendige Pfund zunahm, fühlte ich mich emotional isoliert. Wie andere nach dem Meeting Kontakt pflegten, war für mich irritierend und bedrohlich, obwohl ich mich nach solchen Kontakten sehnte. Ich redete mir selbst aus, dass ich OA brauchte. Ich gab dem kranken Denken nach, weil ich in der Abstinenz auf eine Ebene emotionalen Schmerzes gestoßen war, die ich nicht unabhängig bewältigen konnte und doch unfähig war, Hilfe anzunehmen. Ich entschied mich bewusst für ein oberflächliches Leben, zog in eine andere Stadt und ging nicht mehr in Meetings.

Nach acht Jahren mit zwanghaftem Sport, Fressen und Hungern bekam ich die gesundheitlichen Konsequenzen zu spüren, die mir das Geschenk der Verzweiflung brachten. Ich ging zu OA zurück, suchte mir eine Sponsorin und arbeitete in den Schritten. Ihre Unterstützung gab mir die Kraft, in meinen Gruppen offen zu teilen. Meine Isolation endete. Langsam lernte ich meine Bedürfnisse und Verletzlichkeiten wahrzunehmen, ihnen ein Existenzrecht zu geben und sie endlich anzunehmen.

Wieder brachte mir die Abstinenz meine lang vergrabenen emotionalen Wahrheiten ins Bewusstsein. Die Sexualität, von der ich geglaubt hatte, meine HM hätte mich von ihr befreit, war real. Ich hatte sie nur unterdrückt. Stellt euch meine Überraschung vor, als meine gleichgeschlechtliche Anziehung trotz heftiger Vorwürfe aufblühte. OA stand mir in der folgenden spirituellen Krise bei. Schließlich fand ich eine liebevolle Höhere Macht und nahm meine wahre lebendige Sexualität an. Ein Jahr später begegnete ich der Frau, mit der ich jetzt verheiratet bin.

Ich habe meine Herkunftsfamilie mit null Beziehungsfähigkeit verlassen. Und doch: Wunder geschehen. Ich bin die Einzige aus meiner Herkunftsfamilie, die verheiratet ist. Heute erlebe ich tiefe, ehrliche Beziehungen zu mir selbst, meiner Höheren Macht und Menschen, denen ich vertraue. Ich bin gesegnet mit einer liebevollen, eng verbundenen Ehe à la „das Leben so leben, wie es ist“ (nicht in der Märchenvariante). Weil wir menschlich sind, jonglieren meine Frau und ich perfekt mit den gegenseitigen emotionalen Wunden. Mit ihrer Unterstützung lege ich Teile von mir frei, zu denen ich sonst keinen Zugang gehabt hätte, und meine Höhere Macht ermöglicht meine persönliche Heilung. Unsere Liebe vertieft sich durch all das.

Adieu, Schwarz-und-Weiß-Existenz. Danke HM, und danke OA, für diese reiche Regenbogengenesungsreise.

- *Anonym*

Radikale Ehrlichkeit

Ich fing mit etwa 13 an, meinen Körper zu hassen. Ich hatte im Alter von 8 mit dem Überessen angefangen, weil ich dem Unglücklichsein und den dauernden Vorwürfen zu Hause entfliehen wollte. Aber dieser Bewältigungsmechanismus ging nach hinten los: Als ich älter wurde und nicht mehr so viel draußen spielte, wurde ich dick. Ich arbeitete das übermäßige Essen nicht mehr ab. Einige meiner Verwandten und Klassenkameraden fanden – manchmal unbeabsichtigt - etwas Neues, womit sie mir Schamgefühle machen konnten: meinen Körper.

Eine andere Quelle für Schwierigkeiten als junge Erwachsene war, dass ich mehrere schwierige Beziehungen mit Freundinnen hatte. Manchmal sagten mir meine Freundinnen, ich wäre „zu direkt" oder würde „zu sehr rangehen" und beendeten dann die Freundschaft. Ich lernte bald, die starke Zuneigung, die ich für manche Freundinnen fühlte, zu verbergen, damit es ihnen nicht unangenehm war.

In OA kämpfte ich viele Jahre lang. Ich war auf einem Dreier-Tanz mit der Genesung und dem Essen als meinen Partnern. Ich arbeitete gelegentlich in den Schritten, hatte verschiedene Partner und erlebte abstinente Phasen. Aber dauerhafte Genesung, Selbstwertgefühl und gesunde Eigenliebe blieben mir versagt. Was auch immer ich wog, ich erschien mir immer nur abstoßend.

Vor ein paar Jahren hatte ich eine gewaltige Erkenntnis, die mein Leben revolutionierte: Ich bin bisexuell! Ich kann körperlich und romantisch von Männern und Frauen angezogen sein. Mir war nie beigebracht worden, Schwule oder Bisexuelle zu hassen, und ich hatte Freunde, die gleichgeschlechtliche Partner hatten. Aber aus irgendeinem Grund war mir nie aufgegangen, dass ich in die Freundinnen, die mich „zu intensiv" fanden, verliebt gewesen war. Natürlich war ich intensiv gewesen – Liebe ist ein starkes, einzigartiges Gefühl.

Als diese Erkenntnis bei mir einschlug, war es, als hätte ich ein spirituelles Erwachen über meine Höhere Macht erlebt! Es wirbelte meine Wirklichkeit durcheinander wie die Glasstücke in einem Kaleidoskop. Als die Stücke sich setzten und sich ein neues Muster zeigte, erklärte die neue Perspektive so viel über meine vergangenen streitsüchtigen - romantischen und platonischen - Beziehungen. Ich erkannte, dass zwei unterschiedliche Probleme – meine scheinbar permanent geringe Selbstachtung und dass ich keine solide Genesung fand – beide der Tatsache zugeschrieben werden konnten, dass ich all die Jahre nicht von Grund auf ehrlich mit mir selbst gewesen war. Das *Blaue Buch* sagt uns, dass radikale Ehrlichkeit ein Muss ist, wenn wir genesen wollen – unsere Lösung „erfordert rigorose Ehrlichkeit".

Nachdem ich diese Wahrheit über mich selbst akzeptiert hatte, zeigte mein Leben langsam einen stetigen Aufwärtstrend, obwohl es weiter Kämpfe gab. Meine Familie, die meisten OA-Freunde und Mitglieder meiner Kirche unterstützten meine neu identifizierte sexuelle Orientierung. Manche Bekannte entschieden sich nach meinem Outing, keinen Umgang mehr mit mir zu haben. Das tat weh, aber ich wusste, dass sie für mein Leben hinderlich waren, und ich konnte sie gehen lassen. Die Schritte halfen mir bei diesem Prozess. Und dank OA hatte ich viele Menschen, mit denen ich meine Gefühle teilen konnte. Ich legte mich schließlich auf einen Sponsor und einen Essplan fest, wobei ich zugab, dass ich dem Essen gegenüber machtlos bin und mit *jeglichem* Zucker und Weißmehl nicht umgehen kann. Und wieder arbeite ich in den Schritten und benutze die Werkzeuge.

Heute bin ich abstinent und nehme mein ganzes Selbst an, auch meine Sexualität. Ich bin hoffnungsvoller und liebe mich mehr, während meine Egozentrik abnimmt. Meinen Körper (und mein Leben, meine Zeit und meinen Geist) wertzuschätzen und zu lieben, hat mich von den Fesseln befreit, immer an mich zu denken: mich zu beruhigen, zu schützen und mir Vorwürfe zu machen. Ich kenne jetzt den Unterschied zwischen Selbstfürsorge und Selbstüberhebung. Jetzt bin ich frei, mehr Zeit, Energie und Einsatz für andere aufzuwenden. Ich kämpfe noch; ich verfalle noch in meine Fehler. Aber an mehr und mehr Tagen bin ich glücklich.

- *Anonym*

Langsam, aber sicher: echter im Herzen

Ich lebe schon, so lange ich mich erinnern kann, mit einer Essstörung und einigen körperlichen Auffälligkeiten. Obwohl ich mir vor der Genesung meiner Krankheit nicht bewusst war, bestand mein Leben daraus, mein Aussehen und Auftreten zu perfektionieren. Die Krankheit manifestierte sich in einer Zahlenbesessenheit (meine Körpermaße) und der Angst vor Essen.

Ich war bis in meine Zwanziger Ballerina, und meine Tage enthielten einen disziplinierten Trainingsplan. Mir war gesagt worden, ich solle abnehmen und kämpfen, um die Beste zu sein, und so verglich ich mich mit anderen. Der disziplinierte intensive Balletttrainingsplan schadete mir körperlich, emotional und spirituell.

Vor der Genesung war mein ganzes Sein angegriffen. Mein Kopf übernahm die Macht, spielte Regisseur und arbeitete dabei gegen meine Höhere Macht. Ich hatte ein ungeheuer verzerrtes Körperbild.

Gedanken übers Körperbild und Angst vor Nahrung beherrschten ständig mein Denken. Täglich machte ich einen Körpercheck, nahm jedes Detail auseinander und verfiel wieder und wieder in Abscheu. Mein Tag war beherrscht von der Entschlossenheit, ohne Essen auszukommen, und ich war zufrieden mit mir, wenn das klappte. Was für ein Wahnsinn und Selbsthass!

Mein Körper, mein Geist und meine Seele gerieten in extremen Nährstoffmangel. Ich hatte spröde, osteoporotische Knochen, keine Menstruation, ein geringes Selbstwertgefühl und ein hochgradig emotionales, unausgeglichenes, irrationales Gemüt. Ich geriet in körperlich und emotional missbräuchliche Beziehungen, was den Kreislauf der Negativität vom Glauben an mich selbst und mein Selbstbild nur noch verstärkte. Ich verlor Freunde, Familienbande zerbrachen und mich umgab eine Menge Negativität. Schließlich rannte ich weg, auf der Suche nach dem „Geist". Ich glaubte, meine Höhere Macht würde mich führen, aber in Wirklichkeit nahm nur meine Krankheit eine andere Form an. Ich stürzte mich auf spirituelle Zusammenkünfte auf der Suche nach Gott, aber ich war auch auf einer Mission: einer selbstmissbräuchlichen, fastenden, reinigenden, entgiftenden und läuternden Mission in dem Versuch, mich selbst loszuwerden!

In meinen nahen Beziehungen hatte ich alle Motivation und alle Begeisterung fürs Leben verloren. Als Kind und junge Frau war ich als fröhlich, heiter, aufgeschlossen bekannt gewesen, jetzt aber war jede Beziehung, die ich hatte, angeschlagen, weil ich mich nicht für Intimität und Vertrauen öffnen konnte. Mein Vertrauen in Männer war beeinträchtigt, und ich wies jeden ab, weil ich Angst vor körperlichen oder emotionalen Traumata hatte, wenn ich ihn einließe. Ich fing an zu glauben, dass alle nur böse und hinterlistige Motive und Absichten mir gegenüber hatten. Wenn ich gestresst, emotional, ängstlich oder traurig war, triggerten die Gefühle anscheinend einen Standardmechanismus, um meine Gefühle mithilfe einer ungesunden Besessenheit von Körperbild und Essen in den Griff zu bekommen.

Vor zwei Jahren bremste mich meine HM völlig aus. Ich war körperlich, emotional und spirituell kaputt. Ich musste zugeben, dass etwas nicht stimmte.

Vor OA beherrschte mich mein Körperbild mit irrationalem, verrücktem Denken – ich war unfähig, mich zu sehen, wie ich wirklich war. Meine Essstörung war immer da, aber sie zeigte sich unterschiedlich: Wenn ich in einer Beziehung war, hatte ich magersüchtige Tendenzen; durch eine Trennung wechselte ich geradewegs zu Essen und Bulimie; und wenn ich Single war, „reinigte" ich mich wieder auf der Suche nach *etwas*.

Durch eine langsame und behutsame (wenn auch schmerzhafte) Genesung mit OA wurde ich abstinent. Eine zutreffendere Wahrnehmung bildet sich. Mein Körperbild ist besser. Gelegentlich checke und verurteile ich mich noch immer und mache mir Sorgen wegen meines Gewichts und Aussehens, aber ich habe die Häufigkeit sehr reduziert. Es gibt Frieden und Raum zwischen meinen Gedanken, eine größere Achtsamkeit und das Geschenk meiner Höheren Macht. Ich bin noch nicht lange bei OA, aber ich kann aufrichtig sagen, dass ich so viel glücklicher mit mir selbst bin, als vorher. Seit der Genesung habe ich Spaß, Freiheit und Nähe und die Möglichkeit von Liebe in mein Leben eingelassen. Ich vollziehe mein genesendes Körperbild und die Sexualität in meinen Beziehungen nach, indem ich Inventur darüber mache, wo ich war und wo ich jetzt bin. Meine jetzigen Freunde und Beziehungen sind echter, liebevoll, seelenvoll, stützend, lebendig und freudig. Durch OA sehe ich das Leben als voller Freiheit, Selbstfindung und Segen um Segen an. Es gibt gute Tage und schlechte Tage, wie für uns alle, aber ich kann die schlechten Tage jetzt leichter tragen als zuvor.

- *Anonym*

Mich selbst und andere annehmen

Die körperliche, emotionale und spirituelle Genesung hat sich auf mein Körperbild drastisch ausgewirkt. Als ich mit dem Überessen, dem übermäßigen Sport und den selbstzerstörerischen Verhaltensweisen aufhörte, begann ich mich selbst zu lieben. Dadurch fing ich an, mich und andere mit Respekt zu behandeln. Ich versuchte nicht mehr, andere zu kontrollieren oder zu manipulieren und begann, sie so anzunehmen, wie sie waren– und mich selbst auch. Ich wurde bereit auszudrücken, was ich in einer Beziehung brauche, und ich begann zu fragen, was mein Partner in einer Beziehung braucht. Es fühlte sich wundervoll an, ehrlich, offen und zur Verwundbarkeit bereit zu sein (verwundbar sein ist für mich schwierig, sogar in der Genesung).

Diese Veränderungen haben zu Gefühlen der Selbstfürsorge, des Respekts, der Liebe zu mir selbst und der Liebe zu anderen geführt, und – was vielleicht am wichtigsten ist – zu sinnvolleren Beziehungen, Frieden und Gelassenheit. Ich bin OA so dankbar für ein unvollkommenes Leben und für die Bereitschaft, verwundbar zu sein.

- *Anonym, Denver, Colorado, USA*

Ich zeige mich denen, die ich liebe

„Zwanghafte Überesserin." Das ist kein sexy Etikett. Ich hatte mit einer Menge Scham zu kämpfen, als ich zu OA kam, abgeschreckt davon, wie es meine Identität verändern würde, wenn ich Mitglied wurde. Ich hatte mir eine Gruppe von hässlichen, verzweifelten, fetten Menschen in einem staubigen, grauen Zimmer vorgestellt, ohne alle Hoffnung und Freude. Ich wollte mich nicht mit solchem Elend identifizieren, obwohl ich mich zu der Zeit genau so fühlte.

Es war mir nie in den Sinn gekommen, dass ich dort auf Genesung treffen würde. Doch siehe da, es machte bei mir fast sofort „klick", und ich kam immer wieder. Nach nur wenigen Monaten im Programm fing ich eine Beziehung an. Ich machte mir sofort Sorgen, wie ich das Thema OA bei meinem Partner anschneiden könnte. Ich konnte mir ein Szenario vorstellen, in dem er die Beziehung beenden oder mich verurteilen würde, aber das war nicht meine einzige Sorge. Meine tiefste, dunkelste Angst war, dass es wenig sexy wäre, wenn ich ihm die Wahrheit über meine Krankheit erzählte. Ich hoffte auf das Beste, befürchtete aber das Schlimmste.

Beim ersten Mal, als ich ihm von OA erzählte, war ich ein zitternder, bibbernder Klumpen aus Tränen und Hyperventilation. Ich konnte kaum sprechen. Ich benutzte praktische mehrdeutige Beschönigungen wie „Essstörung“ und „Probleme mit dem Essen“. Es war, als bedeutete die Erklärung „ich bin zwanghafte Überesserin“, zu sagen: „ich habe mich im Schlafzimmer verkrochen und riesige Mengen Burritos und Eis mit einem XL-Getränk verschlungen. Ich bohre mir auch in der Nase, habe chronisch schlechten Atem und bin direkter Abkömmling eines unförmigen stinkenden Außerirdischen.“ Meine Scham und Verlegenheit hatten mich fest im Griff. Mein Freund nickte, erstaunt über meinen aufgelösten Tränenausbruch, tröstete mich und stellte nicht allzu viele Fragen. Er merkte, dass es ein extrem sensibles Thema für mich war.

Wir sprachen danach nicht viel über OA, bis uns meine Sponsorin ein paar Monate später zu sich einlud. Auf der Heimfahrt wurde ich ihm gegenüber offener über OA, meine Dienstpositionen und meine tägliche Arbeit mit den Werkzeugen und Schritten. Schließlich drehte er sich zu mir um und sagte: „Das ist ein wirklich großer Teil deines Lebens, nicht wahr?“ Da ging mir auf, dass ich beim ersten Mal, als ich ihm vom OA-Programm erzählt hatte, so ausweichend und indirekt gewesen war, dass er nicht einmal wusste, dass ich zwanghafte Überesserin oder in einem Zwölf-Schritte-Programm war! Ich sah, wie erleichtert er war, endlich einbezogen zu sein. Das erlaubte es mir genauer über meine Krankheit zu sprechen, und er konnte mich dadurch besser verstehen, indem er mir Fragen stellte.

Dass ich mein Engagement bei OA meinem Partner gegenüber herunterspielte, förderte letztlich nicht unsere romantische Chemie; es hinderte uns an einer neuen Gelegenheit tiefere Liebe und Verständnis miteinander zu teilen.

Ich habe nicht mehr das Gefühl, OA vor meinen Partnern verbergen zu müssen. Es ist ein verwundbarer Teil meiner Identität, aber genauso schön wie alles andere an mir. Das ist die Art praktische Lektion, die ich in OA gelernt habe. Je hässlicher ich zu sein bereit bin, desto schöner (und sogar mehr sexy) bin ich für andere – und mich selbst.

- *Anonym*

Die sicherste Beziehung von allen

Ich schreibe nun über einen Teil von mir, den ich größtenteils geheim gehalten und im Laufe der Jahre nur mit einigen wenigen zuverlässigen Freunden geteilt habe.

Jahrelang habe ich allein gekämpft und viele Tränen der Ohnmacht, Scham und Schuld vergossen. Als ich jünger war, war es fürchterlich schwer für mich, mit meinen Gefühlen und dem Ausdrücken meiner Liebe klarzukommen. Meine Eltern gaben mir keine Liebe, und ich bin sicher, dass das zu meiner besessen-zwanghaften Liebessucht beitrug. Es war so schwer für mich, meine emotionale Liebe zu beherrschen, dass mir sogar mal jemand ein Buch über „zu viel lieben" gab. Ich warf es in den Abfall, weil ich nicht bereit war – wie konnte ein bloßes Buch mir helfen? Wie konnte ich mit dem Gefühl Liebe zurechtkommen und es nicht außer Kontrolle geraten lassen wie einen führerlosen Zug, wenn ich selbst so bedürftig war? Ohne Vertrauen in eine Höhere Macht und die Abstinenz war das nicht leicht. Ich liebte meine engsten Freunde nicht nur; Ich verliebte mich in sie, bewunderte sie, idolisierte sie und überschüttete sie mit viel zu vielen Geschenken. Ich war eindeutig zwanghaft, weinte viele Tränen allein und dachte, ich wäre eine Art Kontrollfreak.

Schließlich suchte ich Hilfe und bekam gesagt, dass meine „Zuneigung übermäßig“ sei. Das bedeutete, meine Gefühle waren nicht in Ordnung, zügellos und überstiegen vernünftige Grenzen – unmäßig statt maßvoll. Ich brauche mir aber deswegen keine Sorgen mehr zu machen, weil ich Fähigkeiten erlernt habe, um meine Gefühle zu schützen. Meine Höhere Macht hat mir die Fähigkeiten gegeben, die ich vor Jahren nicht hatte.

Ich habe auch einen anderen Teil von mir in den Griff bekommen, den ich geheim gehalten hatte: das Gefühl, transgender oder schwul zu sein. Das bedeutet: Ich kam mir manchmal als im Körper einer Frau gefangener Mann vor oder habe gleichgeschlechtliche Anziehung empfunden! Ich schäme mich nicht mehr, das zu teilen, und ich muss meine Wahrheiten nicht mehr, wie in der Vergangenheit, mit Essen oder Trinken wegdrücken.

Ich bin im Frieden mit mir und dem kostbaren Geschenk der Abstinenz. Was Zuneigung angeht, verfahre ich nach höchsten moralischen Maßstäben und danke, dass ich nicht häufig wechselnde Beziehungen habe, wie vor Jahren in meinen Fantasien. Und ich weiß, dass Gott mich liebt. Er hat mich so gemacht, wie ich bin, und es ist, wie es ist. Ich sage all dies mit tiefer Demut, nicht arrogantem Stolz. Ich liebe alle gleich, mit Gottes Liebe, dem größten Geschenk von allen auf dieser Erde.

Ich erinnere mich an einen Song mit dem Text:

Wir sind die Welt

Wir sind die Kinder

An uns ist es den Tag hell zu machen.

Lasst uns also beginnen zu geben.

Mein Mut zum Teilen kam erst, als ich Vertrauen in mich selbst gewann, das mir von meiner Höheren Macht und dem Geschenk der Abstinenz gegeben wurde. Es ist ein Jammer, dass ich so viele Jahre kostbarer Zeit mit Rückfällen verschwendet, mich selbst aus Angst vor Zurückweisung vergraben habe; ich hatte Angst, was die Leute von mir denken würden, wenn sie wüssten, wer ich wirklich bin. Jetzt weiß ich, dass meine höhere Macht mir bei allem helfen wird, was ich tue, solange ich abstinent bleibe. Ich vertraue darauf, dass Gutes auf dem Weg zu mir ist: das Versprechen auf S.179 des *Blauen Buchs* (*Anonyme Alkoholiker*). Äße ich zwanghaft, könnte ich nicht meinen Gefühlen oder mit denen um mich herum gewärtig sein. Ich will nie wieder rückfällig werden und von Gottes Liebe in meinem Leben abgeschnitten sein.

\- *Anonym*

Das Essen normalisiert sich und meine Beziehungen folgen nach

Ich bin schon mein ganzes Leben lang esssüchtig. Ich kann mich an keine Zeit erinnern, in der ich keine Probleme mit dem Essen hatte, und ich kann mich an keine Zeit erinnern, wo das meine Beziehungen nicht beeinträchtigt hat. Intime Beziehungen waren sogar ein noch schlimmeres Problem, weil sich mein Selbstwertgefühl auf meine Attraktivität gründete und meine Attraktivität wiederum auf mein Gewicht. Eine Menge Beziehungen (darunter zwei Ehen) gingen kaputt, bevor ich zu OA kam. Mein Gewicht machte mich unglücklich und ich ließ dieses Unglücklichsein alle um mich herum merken. Ich war kontrollierend, zornig und intensiv. Ich wusste nicht, wie eine liebevolle Beziehung ging. Meine zwanghaften Essverhaltensweisen machten mich toxisch. Ich hatte nicht viele Freunde. Ich war an der Arbeit nicht beliebt. Ich benutzte Essen, um zu kommunizieren.

Essensgeschenke besagten: „ich liebe dich“ oder „herzlichen Glückwunsch zu was auch immer“ oder „es tut mir leid“.

Nachdem ich zum dritten Mal geheiratet hatte, startete ich sofort ein Körperexpansionsprogramm: Ich konnte nicht aufhören zu essen. Ich hasste meinen Körper, und ich stieß meinen Mann von mir mit meinem Zorn, meiner Scham und meiner Angst davor, was er insgeheim von meinem Körper halten musste. Er hat mich immer angenommen und versucht zu beteuern, dass ich schön sei - unabhängig von meiner Jeansgröße. Als mein Gewicht stieg und mein Selbstbewusstsein abstürzte, tat ich all das, was andere Esssüchtige getan haben, darunter Pillen nehmen und erbrechen. Ich ging nicht mehr mit meinem Mann aus. Ich wollte nicht, dass er mich nackt sah. Ich versteckte mich unter Kleidern. Ich versteckte mich im Dunkeln. Im Kopf war ich geschlechtslos und das übertrug sich auf meinen Körper. Ich gab ihm die Schuld, aber ich war es, die unser Sexleben und unsere Beziehung sabotierte.

Hoffnungslos und verzweifelt kam ich bei OA an. Ich ging dort hin, weil ich nirgendwo anders mehr hinkonnte und nur noch eine Magen-OP als Lösung erschien; und ich hatte Angst vor Operationen. OA bot mir so viel mehr als den Gewichtsverlust. Ich gab meine zwanghaften Essverhaltensweisen auf und entdeckte, dass das Fett zwischen meinen Ohren ein größeres Problem war als das Fett an meinem Bauch. Ich nahm mir eine Sponsorin, begann in den Schritten zu arbeiten und die Werkzeuge zu benutzen. Ich fing an abzunehmen. Ich erfuhr in den Meetings Annahme und Mitgefühl. Mein Zorn verwandelte sich in Lachen. Der Drang zu kontrollieren wurde zu Annahme. Irgendwo auf diesem Weg verlor sich meine Besessenheit vom Schlanksein. Ich gewann eine Ausrichtung auf die Qualität meiner Beziehungen - zu mir selbst, meiner Höheren Macht und meinem Mann.

Meine Beziehung zu meinem Mann ist gesünder als jede andere vorher. Das war meine Reise, aber wir haben sie zusammen gemacht.

Zwischen uns gibt es eine Intimität, die das Körperliche übersteigt; unsere körperliche Intimität wiederum ist viel besser, seit ich meine Scham verloren habe. Mein Körper verändert sich, aber das ist das Wenigste, was mich sexy macht. Glück, Selbstvertrauen und Begeisterungsfähigkeit sind sehr sexy. Mein Mann liebt diese Version von mir. Auch ich liebe diese Version von mir. Ich muss nicht mehr zwanghaft essen. Alles, was ich brauche, finde ich im Programm. Heute bin ich eine dankbare, genesende, sexy Esssüchtige.

- *Anonym*

Eine richtige Abhängigkeit von meiner HM

Als ich zu OA kam, hatte ich keine Ahnung, wie krank ich war, noch wie sehr mein Leben sich infolge meiner spirituellen Reise durch die Zwölf Schritte verändern würde.

Aufgrund meiner Krankheit zeigten sich meine unbefriedigten Bedürfnisse nach Sicherheit und Liebe in einer schädlichen Form. Mein Mann, seit langem von meinen Stimmungsumschwüngen und egozentrischen Ausrastern frustriert, war nur selten an Intimität interessiert. Ich war es leid, Intimität bei ihm zu suchen in dem unsinnigen Versuch mein Selbstwertgefühl zu bestätigen. Ich dachte, es würde mich begehrenswert machen, von anderen begehrt zu werden, doch oft endete es damit, dass ich zurückgewiesen wurde. Ich meinte, mein Gewicht wäre das Problem, und war mir nicht bewusst, wie viel meine kranken Taten und Einstellungen zu dem beitrugen, was ich als Zurückweisung empfand. Das Gefühl der Zurückweisung verstärkte nur meine Ängste, nicht gut genug zu sein, um Liebe und Intimität zu verdienen. Ich erinnere mich noch, dass ich meinem Mann schwor: „Eines Tages werde ich abnehmen und dich verlassen wegen jemandem, der mich so liebt, wie ich bin, nicht nur wegen meines Aussehens!“

Doch es wurden nicht *all* diese Worte wahr. Dadurch, dass ich OA fand und in den Schritten arbeite, habe ich erlebt, wie Wunder mein Leben verwandeln – Abstinenz, ein gesundes Gewicht, gute Freundschaften und vor allem eine Beziehung mit einer Höheren Macht.

Stellt euch meine Überraschung vor, als ich in eine emotional verstrickte Abhängigkeit mit einer Frau geriet, die 20 Jahre älter war als ich. Zuerst schien es eine gesunde Freundschaft zu sein, ermutigend und unterstützend. Aber je mehr ich bei ihr den emotionalen Halt suchte, der in meiner Kindheit und Ehe gefehlt hatte, umso abhängiger wurde ich von ihrer Gegenwart für emotionale Sicherheit. Sie erfüllte meine Sehnsucht nach Geborgenheit und Liebe so gut, dass ich zu glauben begann, ich könne nicht mehr ohne sie leben. Die Fantasie, die zuerst als wohltuende Flucht erschienen war, nahm ein Eigenleben an, und ich verlor mich fast in einer Besessenheit, die nicht zu kontrollieren war. Ich war wieder gefangen in den Fesseln von Egozentrik, Groll und Angst.

Wieder war das Leben nicht zu meistern. Ich verletzte meine Familie durch meine Abwesenheit. Ich verließ sie zwar nicht körperlich, aber emotional wendete ich mich von ihr ab. Die Schuld war fast unerträglich groß. Wenn ich nicht meine Höhere Macht gehabt hätte, die Zwölf Schritte und Unterstützung meiner Sponsorin, hätte ich leicht alles verlieren können, was mir so viel bedeutet in diesem Leben.

Um spirituell fit zu bleiben (*Anonyme Alkoholiker*, S.93), kann ich nicht erwarten, dass meine Bedürfnisse nach Geborgenheit und Liebe von irgendjemand oder etwas anderem erfüllt werden als von meiner Höheren Macht. Das Essen kann das nicht, andere Menschen können das nicht, und ich selbst kann es auch nicht.

Wie das Essen kann auch Sex seinen angemessenen Platz in meinem Leben haben. Er ist ein Geschenk von meiner HM, das zum Genießen da ist. Heute kann mein Mann einen intimen Moment mit mir ausschlagen, ohne dass das bei mir Gefühle der Zurückweisung triggert. Während ich meinen bewussten Kontakt verbessere, bin ich zu dem Glauben gekommen, dass ich immer intim mit dem Einen verbunden bin, der mich nie im Stich lassen wird, der *all* meine Bedürfnisse erfüllen kann und wird.

Je mehr ich in das Anwenden „dieser Prinzipien in all meinen Angelegenheiten" (12. Schritt) investiere, desto mehr werde ich die Frau, als die ich gemeint war – glücklich, froh und frei!

- *Anonym*

Ich lerne es, das Alleinsein zu genießen

Meine puritanische Abstammung und die traditionellen Werte kollidierten mit der neuen Ära von freier Liebe und Selbstentfaltung in den frühen 1960ern. Ich wurde in diesen Konflikt hineingezwungen und diente meiner Mutter als Schwert in ihrem Kampf. Ihre Naivität und Manipulation verursachten mir Schmerzen, die noch nach Jahrzehnten nicht verstummten, bis ich meinen eigenen Wert begreifen lernte.

Unter dem Spieltisch, auf dem immer eine Leinendecke lag, schuf ich mir meine Burgfestung. Ich stahl mich weg zu diesem privaten Ort, um Bilder von Trauanzeigen aus der örtlichen Zeitung auszuschneiden. Sorgfältig ausgeschnitten und in Reihen angeordnet, sahen mir diese wunderschönen Bräute in die Augen, und ich hoffte auf meinen eigenen Traumprinzen. Mit sieben lernte ich, was am wichtigsten war: zu heiraten. Um „jemand" zu sein, musste man verheiratet sein. Das war die verheißene Beziehung, für die ich zurechtgemacht wurde. Meine eigenen Bedürfnisse zu verstehen, gehörte nicht zu diesem Training. Mit neun bekam ich nach dem Zubettgehen durch die Tür zu hören: „Was machst du?“ Während das Flurlicht die Silhouette der imposanten schwarzen Gestalt meiner Mutter zeigte, zog ich meine Hand aus der Hose, duckte mich und sagte: „Nichts...“. Verlangen und Angstbotschaften beschämten mich. Ohne eine Trostquelle war ich verloren.

Jemanden zu brauchen, der deine Bedürfnisse befriedigt, machte die Dinge aber kompliziert. Ich sah zu, wie meine Mutter putzte, um die Aufmerksamkeit meines Vaters zu bekommen. Als ihre Vertraute lernte ich, dass es ehrenwert war, die Begierde eines Mannes zu erregen. Aber erfolglose Versuche machten sie weinerlich und gequält, während Siege kurzlebig und enttäuschend waren. Ich litt mit ihr.

Meine Pubertät verstärkte den Krieg meiner Mutter. Von ihren eigenen Defiziten verbraucht, schaute sie nach ihrer Frontlinie und sah, dass sich die jungenhafte Figur ihrer Tochter zu Brüsten und Po rundete. Ich war eine Beleidigung, die sie nicht ertragen konnte. Dafür erhielt ich die Botschaft: „Wer wird dich wollen, wenn du fett bist?“ Obwohl ich noch nicht mit der High-School fertig war, war meine (und irgendwie auch ihre) Zukunft in Gefahr. Ich enttäuschte uns beide kläglich. Ich lernte, mich und meinen Körper zu hassen. Runden von Hungern und dann Vollstopfen und Erbrechen bestätigten mein erbärmliches Schicksal nur noch mehr. Ich brauchte Trost. Ich konnte ihn nicht im Essen finden, und so suchte ich ihn bei Männern. In den Worten meines Vaters war ich eine „Hure“.

Ich ließ mich von Liebhabern wiegen und mir sagen, was ich essen durfte. Ich ließ mich von ihnen beschimpfen und mein Aussehen lächerlich machen. Ich ließ mir von ihnen Drogen geben, mich vergewaltigen und mich mit ihren Freunden teilen. Ich ließ mich von ihnen am Straßenrand aussetzen und mich in Clubs sitzenlassen. Ich ließ zu, dass sie ihre Frauen mit mir betrogen und mich mit

Krankheiten ansteckten. Ich ließ mich von ihnen finanziell ausnutzen. Und eines Tages ließ ich sie gehen.

Mein besessenes Verhalten bewahrte mich vorm Suizid. Die Genesung kam, als ich den Krieg aufgab, den ich wegen der Ideale meiner Mutter geführt hatte, und anfing, aus der Erfahrung von Frauen im Programm zu lernen. Ich war 51 Jahre alt.

Ich hielt mich an die ungeschriebene Regel von AA: keine Partnersuche im ersten Jahr der Genesung. Dann sagte mir ein alter Hase, dass ich zwei Jahre bräuchte. Ich dachte, ich würde sterben. Ich litt so sehr an der Einsamkeit und hätte am liebsten geschrien und wäre ausgerastet; aber ich lebte das nicht aus. Ich nahm Empfehlungen an. Mir wurde gesagt, ich solle mich mit meinem Schmerz anfreunden und zulassen, dass er mich lehrt. Ich nahm mich selbst an und hörte zu. Ich war behutsam, nicht fordernd. Und meine Belohnung für diesen Mut ist, dass ich mich seit fast vier Jahren - immer nur für einen Tag - nicht mehr mit Essen oder Männern verletzen muss.

Ist Alleinsein die Antwort? Alleinsein hat zwei Seiten: die Schattenseite, Einsamkeit, und die Sonnenseite, Abgeschiedenheit. Einsam zu sein ist erbärmlich. Alleinsein zu erleben macht wach. Es ist eine Intimität von wunderbaren Ausmaßen ohne Anforderungen oder Einschränkungen. Es ist ein mächtiges Erwachen der Seele, des Körpers, der Sexualität, Träume und Sehnsüchte. Für mich ist es eine heilige Zeit. Es ist eine Zeit zum Kommunizieren mit meiner Höheren Macht, meiner Lebenskraft, der Liebe.

Heute nehme ich diese Einladung zum Leben an – zu allem, was es ist, und allem, was es nicht ist. Meine Zeit in diesem Körper ist wertvoll. Mit niedergelegten Waffen und den Werkzeugen in der Hand finde ich – eine kämpferische Frau der 1960er Jahre - mit schlichter Hingabe zur Kapitulation vor meinem Leben, immer nur für einen Tag.

- *Anonym*

Mit einem offenen Herzen leben lernen

Die Geschichte, die ich jetzt teilen will, klingt unglaublich, selbst für mich, selbst wenn sie mein eigenes Leben ist:

Ich war immer übergewichtig. Schon in der Grundschule fing ich an, meinen Körper zu hassen. Ich kann mich erinnern, wie ich in der Schule gewogen wurde und das Gewicht in der Sporthalle vor allen Klassenkameraden ausposaunt wurde. Als junger Teenager fing ich mit Diäten an; damals waren meine Nahrungsmittelsucht und das zwanghafte Überessen in vollem Schwung. Ich log in Bezug auf Essen, aß heimlich, stahl Essen und nahm sogar das Kleingeld meiner Großeltern, um im Laden an der Ecke Süßigkeiten zu kaufen. Ich war super gehemmt und kaufte meine XL-Klamotten schon in Übergröße-Läden. Ich fühlte mich nicht wohl in meinem Körper. Ich fühlte mich nicht wohl mit mir.

In meinem ersten Collegejahr nahm ich nicht die bekannten zehn Erstsemesterpfunde zu, sondern 40. Ich hatte mein Höchstgewicht: ungefähr 110 kg. Ich „studierte" Essen. Ich aß fünf oder sechs Mahlzeiten am Tag, wartete auf den Schichtwechsel in der Cafeteria, damit ich bei der nächsten noch einmal essen konnte, holte mir dann beim Campus-Imbiss spät abends etwas, bevor der Tag mit einem Absturz endete. Noch immer hatte ich das Gefühl, nicht dazuzugehören. Ich hasste meinen Körper.

In meinem zweiten Studienjahr geschah dann das erste der drei für mich wichtigsten lebensverändernden Ereignisse. In diesem Jahr fand ich endlich einen Begriff dafür, was ich gefühlt hatte und wer ich war: ich outete mich als Lesbierin. Das hatte ich mir gewiss nicht ausgesucht. In der Religion meiner Kindheit und in meinem kleinen religiösen College wurde diese Enthüllung in den 1980ern alles andere als begrüßt. Die Religion und der Gott meiner Kindheit definierten Menschen wie mich als Sünder. Ich fühlte Scham, Angst und gesteigerte Selbstverachtung, als ich entdeckte, wer ich war. Ich war nicht bereit, diese Enthüllung öffentlich werden zu lassen. Ich wurde aber von der College-Verwaltung angegriffen, sie drohten, mich hinauszuwerfen und meine Eltern zu informieren. Da begannen mein Zorn und radikaler Krieg gegen Gott und die formale Religion.

Ich war so wütend darauf, gehasst zu werden, weil ich die war, die ich war. Ich musste dieses große Geheimnis bewahren und ein Doppelleben führen. Das erforderte ständige geistige Gymnastik, um mich vor der Verachtung der Welt zu schützen. Ich fragte mich ständig: Sah ich feminin genug aus? Würde man mich outen und beschimpfen? Würde ich mein ganzes Leben in diesem Kämmerchen voller Scham leben müssen? Zum Schutz schleppte ich 37 kg Übergewicht herum und pflegte einen bissigen, selbstironischen Humor. Ich machte mich selber klein, bevor mich irgendjemand anderer verletzen konnte. Das überschüssige Gewicht diente als Panzer. Ich missbrauchte Essen auf verschiedene Arten. Mich selbst vollzustopfen half mir, meine Gefühle wegzudrücken. Ich benutzte Essen als Gefährten, als Höhere Macht und als Betäubungsmittel fürs Leben. Essen war die Droge meiner Wahl. Ich benutzte Essen als Trost und ich benutzte Essen, um vergnügt zu sein.

Ich ging vor etwa fünf Jahren und 18 kg in mein erstes OA-Meeting. Zuerst schien mir das Meeting merkwürdig und fast kultisch. Eine schlanke Frau begrüßte mich und gab mir schriftliche Informationen. Dann hörte ich Leute so übers Essen reden, wie ich es noch nie in meinem Leben gehört hatte. Zum 2. Mal in meinem Leben erlebte ich einen lebensverändernden, prägenden Moment. Ich hatte einen Raum voller Menschen gefunden, die übers Essen genauso dachten und es benutzten wie ich. Heureka! Das bin ich also, eine zwanghafte Überesserin. Das habe ich mir nicht ausgesucht. Es ist eine Krankheit.

Ich fuhr nach dem Meeting heim und las jede einzelne Broschüre, die mir die schlanke Frau gegeben hatte. Es gab in diesem Meeting Menschen, die Geschichten von mehr als 25 Jahren Genesung dank des OA-Programms erzählten. Ich wusste, dass ich wollte, was sie hatten. Ich ging die nächste Woche wieder hin. Ich erzählte meiner Partnerin von dem Meeting und meinen Gefühlen und sie bestärkte mich darin, weiter hinzugehen. Ich war ihr für ihre Unterstützung dankbar.

Anfangs hatte ich in den Meetings Angst zu sprechen. Wenn ich es tat, errötete ich, mir wurde heiß und es endete meistens in Tränen. Ich fragte mich, ob es akzeptabel war zu teilen, dass ich lesbisch bin. Die Leute dort sagten mir immer wieder, dass sie mich lieben würden, bis ich mich selbst liebte. Sie sprachen auch von Gott und einer Höheren Macht. Ich war nicht sicher, ob das bei mir funktionieren würde, weil ich seit dem College allen organisierten Religionen abgeschworen (und über sie geflucht) hatte. Ich stellte fest, dass ich nicht die einzige Esssüchtige war, die Hilfe brauchte, um eine Höhere Macht zu finden. OA hat eine Broschüre mit dem Titel *Was, wenn ich nicht an Gott glaube?* Ich las sie und glaubte, dass in OA genug Platz ist für meine Vorstellungen von einer Höheren Macht.

Ich begann meinen eigenen Genesungsweg, indem ich die Schritte mit meiner Sponsorin durcharbeitete. Ich fing an, immer nur für einen Tag im OA-Programm zu arbeiten. Im Meetingraum war eine große Energie – die Energie genesender Esssüchtiger erfüllte mich jede Woche. Ich kam immer wieder.

Die Scham und Angst, die ich im Herzen mit mir herumgeschleppt hatte, wurden durch die Schrittearbeit ausgetrieben. Ich lernte, dass meine negativen Emotionen – Angst, Wut, Groll und unerbittliche Selbstgerechtigkeit – bei Esssüchtigen weit verbreitet sind. Wieder stellte ich fest und spürte, dass ich nicht allein war. Ich erfuhr, dass meine sexuelle Orientierung für meine Gruppe keine Rolle spielte. Wir teilten einen gemeinsamen Wunsch: mit dem zwanghaften Essen aufzuhören. Ich erfuhr, wie es in Die *Zwölf Schritte und Zwölf Traditionen von Overeaters Anonymous* (S.42*)* beschrieben wird: „Wenn wir uns der Schuld stellen und uns ehrlich sagen: ‚Du hast einen Fehler gemacht', befreit uns das von dem Schamgefühl, das uns fälschlicherweise sagt: ‚Du bist ein Fehler'." Das war eine bedeutende Veränderung in meinem Verständnis von Leben. Ich wuchs heran und lernte zu leben, ohne unter der Droge Essen zu stehen. Meine Beziehungen zu allen, mit denen ich in Kontakt kam, verbesserten sich, auch meine Beziehung mit meiner Partnerin. Ich lernte, wer ich war, nahm an, wer ich war, und lernte, worum es in diesem Leben geht: Liebe und Annahme. Die Arbeit in den Schritten und das Unterlassen des zwanghaften Essens erlaubten mir, immer nur für einen Tag zu lieben und führte mich zu dem dritten lebensverändernden Ereignis in meinem Leben: einer Entscheidung, die ich traf. Diese Entscheidung war nur möglich, weil ich die Zwölf Schritte von OA nach bestem Vermögen lebte. Wie versprochen, wurde ich von den „Fesseln des Ich" befreit (*Anonyme Alkoholiker,* S.68). Mit einem offenen Herz zu leben gab mir den Mut, meiner Partnerin einen Antrag zu machen. Wir heirateten vor mehr als 100 Freunden, Familienmitgliedern und Kollegen in einer öffentlichen Zeremonie am Strand in unserer Heimatstadt. Ich empfand das als Siegeszug. Mitten in dem Gottesdienst, den wir selbst entworfen hatten, wurden alle gebeten, das Gelassenheitsgebet zu sprechen. Wir wollten beide die Genesung würdigen, „das Resultat dieser Schritte" (12. Schritt), die diese öffentliche Darstellung von Liebe und Annahme ermöglicht hatte. Bei unserer Hochzeit gab es einen ganzen Tisch mit meinen OA-Freunden, darunter auch meine Sponsorin.

Die Genesung hat all das möglich gemacht, weil ich gelernt habe, mich selbst anzunehmen und mit einem offenen Herzen zu leben. Das Leben, das ich jetzt immer nur für einen Tag lebe, hätte ich mir in meinen kühnsten Träumen nicht vorstellen können. Es ist wahr: Es funktioniert, wenn du etwas dafür tust.

\- *Anonym*

Eine völlig neue Einstellung zu meinen Mitmenschen

Die Arbeit im Programm hat meine nahen Beziehungen verändert und mir geholfen, eine Inventur im Vierten Schritt zur Heilung von Wunden zu benutzen, von deren Existenz ich gar nichts wusste.

Mein zwanghaftes Essen war eine Taktik, die ich benutzte, um meine Unsicherheiten zu verbergen. Wahrscheinlich war die beherrschendste von ihnen meine Angst davor, was andere von mir denken könnten. Ich wollte, dass die Welt mich als intelligenten und glücklichen, fürs andere Geschlecht attraktiven Menschen sah, auch wenn ich oft bei 1,60 m Größe über 90 kg wog. Ich mied den Blick in den Spiegel, weil das Bild, das ich sah, nicht dem entsprach, wie ich von anderen gesehen werden wollte.

Als Teenager ging mein „Ich-brauche-einen-Mann"-Alarm los, und ich verwandte eine Menge Energie darauf, den zu finden, den ich lieben, heiraten und mit dem ich Kinder haben sollte – wahrscheinlich mindestens sieben. Ich war in einem Glauben groß geworden, der jedem schlimme Konsequenzen androhte, der vor der Hochzeit sexuell aktiv war; daher hatte ich Schwierigkeiten, die 1960er Ideale der freien Liebe zu akzeptieren. Ich glaubte, dass mein Gott den Mann, den ich heiraten sollte, in mein Leben bringen würde, daher blieb ich meiner Religion treu bis in meine späten 20er. Ich entschied dann, dass ich diese Selbstverleugnung nicht länger aufrechterhalten wollte. Ich stellte mir vor, Gott habe mich aufgegeben und es mir überlassen, den richtigen Mann zu finden. Ich wurde wie der Mann im *Blauen Buch* „ein Wirbelsturm, der auf seinem Weg rücksichtslos durch das Leben anderer fegt" (Anonyme Alkoholiker, S.90).

Ich wurde besessen davon, einen Mann zu finden, und scherte mich nicht viel darum, wer mir beim Erreichen meines Ziels im Weg war. Ich ging nicht mehr zur Kirche und machte mir kaum Gedanken, ob mein Verhalten moralisch war. Es war ähnlich wie bei meiner

Einstellung zum Essen: Ich wollte schlank sein, konnte aber nicht sehen, was das mit der Menge von Essen zu tun hatte, die ich konsumierte.

Schließlich kam ich an meinen Tiefpunkt. Ein großes schwarzes Loch saugte mich ein und ich fand keinen Weg hinaus. Ich las über jemanden, der durch ein Zwölf-Schritte-Programm eine Beziehung zu Gott gefunden hatte. Es klang so gut – genau, was ich brauchte! Ich fragte mich, ob es für mich funktionieren könnte. Ich suchte mir ein für meine Sucht passendes Zwölf-Schritte-Programm und kam zu OA. Ich fand viel körperliche Genesung und den Anfang einer Beziehung zu Gott – aber ich glaubte immer noch, dass Gott mich für meine Abstinenz und meinen Gewichtsverlust mit diesem schwer fassbaren Ehemann belohnen müsste, auf den ich so fixiert war. Als Gott das nicht tat, beschloss ich, meinen Willen zurückzunehmen und verließ OA. Es dauerte 20 Jahre und einen Herzanfall, bis ich wieder zu OA und den Zwölf Schritten kam. Jetzt habe ich zwischen 23 und 27 kg abgenommen und einen normal großen Körper. Ich bin seit 13 Jahren unvollkommen abstinent und habe die Schritte einige Male durchgearbeitet. Das letzte Mal, als ich die Schritte gearbeitet habe, habe ich eine wirklich „gründliche und furchtlose Inventur in meinem Inneren" gemacht (4. Schritt), die auch die Sexualinventur aus dem *Blauen Buch* beinhaltete. Ich war mir selbst gegenüber ehrlich und beantwortete die Fragen, und dadurch wurde mir vollständig klar, wie egoistisch mein früheres Verhalten war, und welchen Schaden ich angerichtet hatte. Es war sehr ernüchternd. Ich schrieb Gott einen Brief, in dem ich mein neues und geistig gesundes Ideal (*Anonyme Alkoholiker,* S.75) für ein zukünftiges Sexleben beschrieb. Dieser letzte Teil der Inventur brachte mir viel Heilung und eine völlig neue Einstellung zu meinen Mitmenschen des anderen Geschlechts. Er hat mir geholfen, mich selbst und sie als die wundervollen und kostbaren Kinder Gottes zu sehen, die wir sind.

-anonym

Meine HM hat es möglich gemacht zu lieben und geliebt zu werden

Ich bin ein älterer Mann und seit fast drei Jahrzehnten OA-Mitglied. Ich habe lange dazu gebraucht, mein Denken über mein Körperbild und meine intimen Beziehungen zu verändern.

Als Kind schämte ich mich wegen meines Umfangs. Ob sie davon kam, dass ich meine Kleidung in der Übergrößenabteilung kaufen musste oder beim Sport nicht für Mannschaften ausgewählt wurde, die Scham, die ich fühlte, machte mich glauben, meine Größe entschiede darüber, ob ich akzeptiert, gemocht oder geliebt wurde. Das war eine Überzeugung, die ich auch als Teenager und Erwachsener weiter hatte, besonders was Mädchen anging. Ich dachte, wenn ich nur schlank wäre, könnte ich mich mit dem aktuellen Mädchen meiner Träume verabreden. Wenn meine Anfragen zurückgewiesen wurden, tat das zwanghafte Essen, was es tun sollte – es begrub meine Gefühle. Irgendwann entwickelte ich eine solche Angst vor Ablehnung, dass ich niemanden mehr zum Ausgehen einladen konnte. Um die Einsamkeit zu lindern, spielten Fantasien über Frauen eine große Rolle in meinem imaginären Sexleben.

Im College traf ich eine Frau, und wir heirateten. Sie wurde mein Esspartner. Unser Essen bestimmte oft unser Sexleben. Wir aßen und aßen und das Verlangen nach Sex verlor sich. Der Nebel des Essens blendete alle echten Liebesgefühle aus. Wir wurden beide Geiseln – füreinander und fürs Essen.

Nach 15 Jahren Ehe wog ich mehr als 180 kg, und Sex war körperlich schwierig und selten geworden. Wir benutzten beide Sex als Belohnung oder Bestrafung für Defizite in unserer Ehe. Meine Frau nahm ab und wurde körperlich gesund. Ich folgte ihrem Beispiel nicht. Die Ehe ging auseinander, und es gab Untreue. Ich gab meinem Gewicht die Schuld – wenn ich nur schlank wäre, hätte sie es nicht für nötig gehalten zu tun, was sie getan hatte. Mit diesem Denken gab ich körperlichen Gründen die Schuld, und mein Verleugnungssystem machte mich blind für andere Schwächen von mir und in der Ehe. Ich machte eine Crash-Diät, entschlossen, eine kleinere Hosengröße würde alles ändern. Ich nahm stark ab, aber nichts änderte sich. Dann hatte ich eine Vergeltungsaffäre. Ich nahm prompt wieder einiges zu. Der Eigenwille war besiegt. Meine Höhere Macht führte mich zu OA.

Bei meiner Inventur im Vierten Schritt fand ich heraus, dass meine Charakterfehler und Ängste in meinem Sexleben am Werk waren. Die Affäre, die ich gehabt hatte, war mein Versuch meine Männlichkeit zu beweisen, mich zu rächen und meine Frau für unsere sich auflösende Ehe zu bestrafen. Meine Inventur zeigte, was ich verleugnet hatte: Ich benutzte andere Menschen für meine eigene Befriedigung. Sex war nur eine eigennützige, egozentrische Bestätigung für einen sehr kranken Mann gewesen. Wie zu erwarten war, endete meine Ehe bald danach.

Auch jetzt noch verfolgen mich Körperbild- und Sexprobleme, obwohl ich seit fast 23 Jahren wieder verheiratet bin. Meine Frau und ich können in der Öffentlichkeit sein, ich sehe einen korpulenten Mann und frage: „Sehe ich wie der aus?“ Sie antwortet, „Nein. Du siehst so wie der Mann da drüben aus“, und zeigt auf einen normalgewichtigen Mann. Aber natürlich glaube ich ihr nicht. Letztes Jahr ging ich an einem Geschäft vorbei und sah ein Spiegelbild in der Scheibe. Ich war überrumpelt; das Bild zeigte einen Mann mit normaler Figur – und das war ich! Ich sah die Wahrheit und war erstaunt.

Abstinenz und kontinuierliche Inventurarbeit haben meine Einstellung zum Sex verändert. Heute ist sie ein liebevoller Ausdruck der Intimität. Und doch bin ich tief innen immer noch gehemmt. Ich weiß, dass das nicht nur mir so geht. Ich habe mit einigen anderen Männern in OA über Körperbild, Sex und das Bedürfnis nach Bestätigung als Sexpartner gesprochen. Bis auf einen Mann hatten wir alle Schwierigkeiten in diesen Bereichen. Uns allen schien das Gefühl der körperlichen Scham gemeinsam zu sein. Mehrere Männer sagten, sie trauten sich nicht völlig nackt zu sein, selbst in den intimsten Momenten.

Ich habe natürliche menschliche Sexualinstinkte. Heute kann ich diese Instinkte fühlen, muss aber nicht ihnen entsprechend handeln. Ich glaube, dass es die Gründer von AA waren, die schrieben, dass Charakterfehler vom Weg abgekommene Instinkte repräsentieren. Ein aus dem Gleichgewicht geratener Instinkt von mir war es, Frauen zum Objekt zu machen. Vor einiger Zeit unterhielt ich mich bei einer Veranstaltung mit einem meiner spirituellen Mentoren. Eine sehr attraktive Frau kam zu uns und unterhielt sich ein paar Augenblicke mit uns. Mein Mentor sah mich an und sagte: „Und ja ... sie ist auch ein toll aussehender *Mensch*". Das war eine Lektion.

Das Älterwerden hat den körperlichen Ausdruck der Leidenschaft von mir und meiner Frau eingeschränkt. Unsere fürsorgliche, treue, liebevolle Beziehung aber vertieft sich weiter. Ich werde vielleicht nie ganz von den Körperbild- und Sexproblemen befreit werden, die ich in meiner ersten Inventur gefunden habe. Die erfreuliche Nachricht ist, dass ich mir ihrer bewusst bin. Abstinenz, die Zwölf Schritte und meine Höhere Macht haben es mir möglich gemacht zu lieben und geliebt zu werden, anzunehmen und angenommen zu werden und mich nicht von irgendeinem anderen Menschen gebrauchen zu lassen oder ihm Schaden zuzufügen. Dafür bin ich Overeaters Anonymous sehr dankbar.

- *Anonym*

Je tiefer meine Genesung ist, desto tiefer sind meine Beziehungen

Mein Leben war geprägt von von Bulimie, Anorexie, Überessen, übermäßigem Sport und Diätpillenmissbrauch. Das beeinträchtigte meinen Körper, meine Gefühle, meine Spiritualität und löschte meine Sexualität fast völlig aus. Jetzt, wo ich abstinent bin, ist das Erforschen meiner Sexualität wie das Hinzugewinnen eines brandneuen Teils meiner selbst. Sexualität gehört zu meinem Körper, meiner Spiritualität und meinen Emotionen.

Vor zwei Monaten habe ich mit 27 zum ersten Mal geheiratet. Es war zuerst nicht leicht, meinem Partner zu erlauben, mich zu lieben. Ich wollte mich oft der Beziehung entziehen: Sie war anders als das, was ich bisher erlebt hatte (nicht schlecht, aber eben anders). Ich lernte langsam, dass er mich einfach nur körperlich, spirituell und emotional glücklich machen wollte. Es gab keinen Haken, keine Hintergedanken. Mit Hilfe meines OA-Programms und meiner Freunde wurde die Liebesfähigkeit leichter, und ich konnte auch seine Liebe zu mir zulassen.

Ein gesundes Sexualleben, gesunde Kommunikation und eheliches Zusammenleben sind noch neu für mich. In jeder Phase meiner Beziehung musste ich mich Ängsten stellen und alte Wunden heilen lassen (musste verletzlich sein). Vertrauen schafft grenzenlose sexuelle Freiheit und Wohlfühlen in meiner Beziehung. Mit OA und meiner HM lerne ich vertrauenswürdig zu sein und meinem Partner zu vertrauen.

Ich war in anderen Beziehungen nie abstinent. Ich erlebte mein Leben und meine Beziehungen aktiv süchtig; manchmal war ich körperlich gesund und manchmal nicht, und es gab durchaus flüchtige Einblicke in die Genesung. Dies aber ist die erste Beziehung, in der ich abstinent bin. Ich hatte auf neue Beziehungen oder deren Ende immer mit Essen reagiert, entweder indem ich hungerte oder mich dem Essen hingab. Ich war seit acht Jahren immer mal wieder bei OA, bevor ich dort mit meinem eigenen Programm begann, eine Sponsorschaft suchte und in den Schritten arbeitete. Ich kann bestätigen, wie wertvoll es ist einen Partner zu finden, der dich so bedingungslos liebt, wie das ein Sponsor tut, dass Liebe in der Genesung unschätzbar ist.

Mein Körperbild wandelt und entwickelt sich. Meine Krankheit hat jahrelang meine Vorstellung von einem gesunden Körpergewicht verzerrt. In OA erkenne ich, wenn alle Zeichen darauf hindeuten, dass „du dein gesündestes Selbst bist". HM gewährt mir, das Geschenk der Demut zu erfahren. Von meinem Körper Botschaften zu bekommen – Botschaften, die vorher von meiner Krankheit und dem selbstsabotierenden Verhalten blockiert waren – ist ein Wunder des Programms. Ich übe nun Verhaltensweisen, die meine Lebensqualität verbessern und meinen gesunden Körper erhalten.

Ich genieße meine Sexualität, indem ich annehme, dass sie zum Menschsein gehört. Sie ist keine Belohnung, keine Strafe und kein Ziel. Sie existiert einfach und meine HM lehrt mich sie zu pflegen. Je tiefer ich in die Genesung eintauche, desto leichter werden meine Beziehungen. Es gibt in meinen Beziehungen eine Korrelation zwischen Körperlichkeit, Gefühlen und Spiritualität. Zu lernen, wie die Sexualität in mein Leben und meine Genesung passt, ist Teil dieser wunderbaren Reise. Ich bin dankbar, das erkennen zu können und es mit anderen im Programm zu teilen.

- *Anonym*

Ich akzeptiere es, ein Single zu sein

Obwohl ich jetzt seit fünf Jahren bei OA bin, habe ich erst vor kurzem erkannt, dass meine Krankheit nicht nur mein Essen und meine Verhaltensweisen im Umgang mit Essen betrifft, sondern sich auch in all meinen engen Beziehungen äußert.

Ich hatte immer ein geringes Selbstwertgefühl und wenn ich das Gefühl hatte, sexuell begehrenswert zu sein, fand ich mich besser – dachte ich zumindest. Ich erkenne jetzt, dass die Selbstbezogenheit mich in Beziehungen unerfüllt bleiben ließ und dazu brachte, mehrere Partner zu betrügen, die ich sehr gern hatte – etwas, das ich bei mir *nie* für möglich gehalten hätte.

Die Abstinenz, die ich seit anderthalb Jahren habe, hat mir die Klarheit und emotionale Stabilität gegeben zu erkennen, dass ich Sex und Beziehungen als Mittel für Geborgenheit und Selbstbestätigung gebraucht habe. Ich versuche jetzt, meinen Willen und mein Leben in allem der Sorge meiner HM zu übergeben, und dazu gehören auch Beziehungen. Ich kämpfe noch mit dem Übergeben all meiner Entscheidungen, und manchmal fühlt es sich an, als ginge es zwei Schritte vor und einen Schritt zurück – aber insgesamt sehe ich Fortschritte, und mehr kann ich nicht verlangen.

Ich bin seit neun Monaten Single, und manchmal ist es ein echter Kampf, nicht auf der Suche nach Geborgenheit einem neuen Partner in die Arme zu rennen. An manchen Tagen ist alles, was ich will: gehalten werden und gesagt bekommen, dass alles gut wird, dass für mich gesorgt wird. Glücklicherweise hilft mir OA auch in dieser Hinsicht: Wenn ich einsam bin, rufe ich jemanden an und rede mit anderen OAs, statt über die Geborgenheit zu fantasieren, die ich bei einem Ex-Lover oder zukünftigen Partner finden könnte.

Es ist natürlich nicht vollkommen. An manchen Tagen habe ich Groll oder Angst, dass ich allein bin. Aber wenn ich abstinent bin, in den Schritten und mit den Werkzeugen des Programms arbeite, vergehen die Gefühle immer. Dann bin ich dankbar für das wundervolle Leben, das ich habe. Ich lerne enge Beziehungen zu anderen OAs und – erstaunlicherweise – zu mir selbst zu haben. Langsam lerne ich, auch außerhalb meiner Zwölf-Schritte-Gruppen Hobbys und Freundschaften zu pflegen.

Ich bin sicher: Wenn die Zeit gekommen und es Gottes Wille für mich ist, werde ich jemandem begegnen, mit dem ich eine gesunde, glückliche Beziehung haben kann. Bis dahin kann ich meine HM weiter bitten, mir zu zeigen, wie ich immer nur für einen Tag mein Leben in der Genesung leben kann, sodass es meinen Geist nährt.

- *Anonym*

OA gab mir den Mut, eine dauerhafte Beziehung zu wagen

Ich kam mit 22 Jahren und 136 kg zu OA. Ich fühlte mich gleich beim ersten Meeting angenommen, verstanden, geliebt und willkommen. Ich lernte bei diesem Meeting auch meine allerbeste Freundin kennen – wir sind seit 22 Jahren beste Freundinnen und reden noch immer täglich miteinander. Ich bekam auf Anhieb Spiritualität und Bereitschaft und nahm schnell über 45 kg ab.

Ohne mein Fett als Schild fühlte ich mich verletzlich. Zum ersten Mal bemerkten mich Männer. Ich hatte viele kurze Beziehungen und fragte die Leute immer, ob ich fett sei. Ich wurde rückfällig und nahm all das Gewicht wieder zu, das ich abgenommen hatte, und noch mehr dazu. Lange konnte ich es nicht ertragen, mich im Spiegel anzusehen – ich aß zum großen Teil deswegen, weil ich in der Schule gemobbt und hässlich genannt wurde. Ich glaubte das.

Heute kann ich mich unabhängig von meinem Gewicht im Spiegel ansehen und sagen: „Du bist schön und ich mag dich“. Ich bin jetzt seit neun Jahren in einer wunderbaren Beziehung. Wir lieben und unterstützen einander und helfen uns gegenseitig auf bei unserem Weg durch die Höhen und Tiefen des Lebens. Wir wollen bald heiraten. Aber ohne OA hätte ich nie in dieser wundervollen Beziehung sein können. OA hat mir meine Selbstachtung und Selbstvertrauen gegeben. Ich habe viele schlechte Beziehungen hinter mir mit Männern, die mich mental, verbal, emotional und körperlich missbrauchten, bevor ich den Richtigen gefunden habe (inklusive Schwächen und allem). Ich danke täglich, dass ich lebe und mich wohlfühle. Ich habe in OA Liebe und dauerhafte Freundschaft gefunden.

- *Anonym*

Durch meine HM sind enge Beziehungen möglich!

Ich war einmal eine einsame Esssüchtige. Heute ist dank OA meine Reise in Beziehungen – besonders meine Beziehung zu mir selbst – eine der größten Belohnungen der körperlichen, emotionalen und spirituellen Genesung in meinem ganzen Leben.

Hier ein kurzer Einblick, wie mein Leben früher war:

Schon bevor ich das Essen benutzte, um mit den Höhen und Tiefen des Lebens fertig zu werden, versuchte ich, zu diesem Zweck die Aufmerksamkeit anderer auf mich zu ziehen. Intuitiv wusste ich nichts über mich selbst, nur, was ich andere über mich sagen hörte.

In der High-School experimentierte ich mit restriktivem Essen herum, „besoff“ mich aber an Aufmerksamkeit und Anerkennung, besonders von Jungs. Als mein Bedürfnis nach männlicher Aufmerksamkeit wuchs, wurde mein Verhalten immer riskanter und manchmal krass draufgängerisch. Ich gab mir alle Mühe, den Erwartungen zu entsprechen, die andere meiner Meinung nach von mir hatten. Im

Laufe der Zeit fand ich heraus, dass ich durch akademische und musikalische Leistungen und gutes Aussehen Aufmerksamkeit gewinnen konnte – aber ich konnte sie auch von anderen bekommen, indem ich sie mit Aufmerksamkeit überschüttete oder ihr Ego fütterte. Ich war eine professionelle People-Pleaserin [eine, die es allen recht machen will]. Meine Beziehung zu mir lässt sich so zusammenfassen: Wenn andere mich gut fanden, war ich okay. Ich trug Masken, selbst wenn ich allein war.

Zwei Jahre Genesung brachten mir eine Menge Veränderung. Meine Beziehung zu anderen und mir selbst wurde sehr anders. Mich brachte nicht das Übergewicht zu OA; das Isoliertsein von Freude und eine Loslösung vom Leben – besonders von meinem Mann und zwei Kindern – tat es. Ich wusste, dass am Leben mehr dran sein musste als Essen. Ich bin glücklich, berichten zu können, dass ich keine Ahnung hatte, **wie** viel mehr es gibt. Die spirituelle, emotionale und körperliche Genesung hat mich verändert.

Vor OA maß ich meinen Wert daran, was ich vorweisen oder tun konnte. Heute sehe ich, dass ich ein geliebtes Geschöpf meiner Höheren Macht bin. Ich bin geliebt einfach deshalb, weil ich bin. Es gibt nichts, was ich tun muss, um mehr geliebt zu werden, nichts, was ich tun kann, um seine Liebe für mich zu mindern. Heute messe ich meinen Wert nicht, außer dass ich abschätze, wie bereit ich bin, Gottes Willen im gegenwärtigen Moment zu tun.

Vor OA schaute ich mehrmals am Tag in den Spiegel, besessen von meinem Körper und unfähig zu fühlen, ohne zuerst das Bild im Spiegel zu prüfen. Heute habe ich eine ganze Palette von Gefühlen, die hoch und runter wallen. Meine Gefühle lassen sich am besten mit geschlossenen Augen und offenem Herzen wahrnehmen.

Vor OA war ein guter Tag ein Tag, wo ich mein Essen kontrollierte. Heute ist meine Tendenz mich selbst und andere zu beurteilen zurückgegangen – ich bitte Gott einfach mir zu helfen auf meinen Tag zu schauen und mir zu offenbaren, was ich gut gemacht habe und was verbessert werden muss. Meine Bereitschaft, nach seinem Entwurf zu leben, bestimmt meinen Erfolg. Wenn ich dahinter zurückbleibe, bete ich um mehr Bereitschaft.

Vor OA beurteilte ich mich und alle anderen ständig. Heute akzeptiere ich, dass ich bin, was ich bin, und andere gehen mich nichts an. Spirituelle, emotionale und körperliche Genesung hat mir das Leben gegeben, für das ich geschaffen bin, um in Harmonie mit Gott, mir selbst und anderen zu leben. Danke, OA!

- *Anonym*

Durch die Zwölf Schritte kann ich mich und andere lieben

Mir wurden durch die Zwölf Schritte Beziehungen und Sexualität geschenkt. Es ist keine Übertreibung zu sagen, dass ich kein „Ich" hatte, bevor ich zum Programm fand. All meine Beziehungen waren auf Menschen oder Gruppen ausgerichtet, zu denen ich gehören wollte: Ich tat und sagte immer, wovon ich meinte, es würde akzeptabel sein. Deshalb trat ich einer religiösen Gemeinschaft bei, die mir durch Gottes Gnade half, ausreichend erwachsen zu werden, um mich selbst ins Leben hinauszuwagen.

Ich kam vor mehr als 30 Jahren zu OA. Ich befolgte einen Essplan, nahm ab und hatte innerhalb von etwa 18 Monaten ein gesundes Gewicht, tat aber wieder nur, wovon ich meinte, es wäre akzeptabel. Ich fing an zu schwächeln und musste meinen Essplan erweitern. Meine Sponsorin sagte mir, sie könne mir nicht geben, was ich brauchte, und sie hatte recht. Was ich brauchte, war die Kapitulation. Ich ließ mich auf einen neuen Essplan ein, aber ich war noch nicht wirklich bereit. Ich sponserte mich eine Zeit lang selbst, und ja, das funktionierte nicht. Ich nahm wieder ein wenig zu und suchte mir eine neue Sponsorin, die mir half, all meine Suchtnahrungsmittel zu identifizieren. (Vorher hatte ich nur die wirklich salzigen, zuckrigen Sachen als Suchtnahrungsmittel akzeptiert.) Das half mir, mein zwanghaftes Essverhalten noch vor dem Zubettgehen aufzugeben. Vor allem aber fing ich an zu glauben, dass ich zum Genesen eine Macht außerhalb meiner selbst brauchte.

Mir ist es schwergefallen, mich als Frau anzunehmen. Mit zwölf hatte ich erfahren, dass ich keine Kinder bekommen konnte, und ich dachte, Kinder zu haben sei der einzige Grund zum Heiraten.

Daher war ich einer religiösen Gemeinschaft beigetreten. Ich liebte einen bedrohlichen Gott. Und wieder war es Gottes Gnade, dass die Gemeinschaft mir half, an einen persönlicheren Gott zu glauben.

Danach musste ich an meinen Beziehungen arbeiten, um abstinent zu bleiben. Ich hatte Freunde im Programm, die mir halfen, dieselbe Frage zu stellen, die die religiöse Gemeinschaft mir so liebevoll gestellt hatte: „Was fühlst du?" Ich spürte die Liebe von Programmfreunden. Das half mir zu lernen, mich selbst zu lieben – und Selbstliebe ist wesentlich für gesunde Beziehungen. Auch an der Arbeit hatte ich Probleme: Ich wollte meinen Kunden sagen, was sie zu tun hatten. Ich lernte, dass es für mich besser ist, Menschen an dem Punkt zuzuhören, wo sie sind; dann können wir sehen, was sie zu tun bereit sind.

So lernte ich liebevoller mit mir und anderen zu sein. Ein großer Teil dieser Liebe ist mein Mann. Er ist auch im Programm, und wir sind seit 22 Jahren verheiratet. Es ist wichtig, dass ich ganz ich selbst bin, wenn wir mit den unvermeidlichen Konflikten unterschiedlicher Hintergründe und Erfahrungen zu tun haben. Und ja, mit 73 und 63 Jahren können wir auch eine gesunde körperliche Beziehung genießen.

Danke, OA, dass du mir einen gesunden Körper gegeben und durch die Schritte geholfen hast, mich und andere zu lieben. Vor allem danke, dass du mir hilfst an einen liebenden Gott mit großem Sinn für Humor zu glauben.

- *Anonym, Milwaukee, Wisconsin, USA*

Transparenz in all meinen Beziehungen

Meine körperliche, emotionale und spirituelle Genesung hat mir einen Frieden mit meinem Körper gebracht, den ich nie für möglich gehalten hätte. Fast zwanzig Jahre hatte ich mich nicht wohlgefühlt in meiner Haut, weil ich mich ständig mit unmöglichen Idealen verglich. Ich belog mich selbst und meinen Mann, sagte, ich sei „züchtig“, aber in Wahrheit verhüllte ich mich immer mit einem Handtuch, wenn er ins Badezimmer kam, weil ich mich schämte. Ich konnte nicht nackt sein, ohne jeden Zentimeter von mir zu kritisieren und konnte mir nicht vorstellen, dass irgendjemand anderer das nicht auch tun würde. Ich wusste, es ärgerte meinen Mann, dass ich mich verhüllte, und ich wusste, es schadete der Intimität unserer Beziehung.

Infolge der Genesung kann ich mich durch eine mitfühlendere Linse sehen, mich mit Güte und Respekt statt mit Selbstverzicht und Bestrafung behandeln. Statt meinen Körper als Feind zu sehen, den es zu besiegen und kontrollieren gilt, werde ich mit ihm vertrauter und nehme besser sein natürliches Aussehen ohne zwanghafte Diäten und Sport an. Ich bin jetzt eine weichere, üppigere Version meiner selbst, als ich es in der Vergangenheit je zugelassen hätte. Ich habe einen „Mamabauch“ aufgrund meiner ersten Schwangerschaft, und gerade zeigen sich die ersten äußeren Anzeichen der Schwangerschaft mit meinem zweiten Kind. Diesmal erlaube ich meinem Mann, mich zu sehen, statt dass ich mich schäme, und ich habe keine Angst mehr, wenn ich in den Spiegel schaue. Ich sehe, wie sich mein Körper jeden Tag verändert, und spüre Annahme. Darüber fühle ich mich dankbar und privilegiert, dass Gott mich zum Muttersein berufen und mit Kindern gesegnet hat. Ich weiß jetzt, dass

Gott mir die übernatürliche Kraft geben wird, die ich brauche, um diese Schwangerschaft und Mutterschaft zu durchleben, ohne dem zwanghaften Überessen nachzugeben. Dass ich während dieser Phase meines Lebens über so viel Frieden und Gelassenheit verfüge, ist wirklich ein Wunder.

Was Beziehungen angeht, war ich den größten Teil meines Lebens nicht fähig, mich an jemanden zu binden. Meine Genesung hat mir erlaubt, meine Beziehung zu Gott wiederherzustellen, und das hat den Nebeneffekt, dass ich in all meinen Beziehungen ehrlicher und transparenter sein kann. Ich habe gelernt, Intimität wertzuschätzen, besonders in meiner Ehe, und ich bin entschlossen, täglich im Einklang mit diesem Wert zu handeln. Mit dir selbst und zu dir selbst ehrlich zu sein und diese Ehrlichkeit dann mit jemandem zu teilen, hat etwas zutiefst Verwandelndes an sich. Die hässlichsten und beschämendsten Teile von mir mit meinem Mann zu teilen und von ihm trotz meiner Unvollkommenheiten geliebt zu werden, hat mir geholfen, endlich zu verstehen, worum es in der Ehe geht. Ich kann mich nun an ihn binden und eine Verbundenheit mit ihm aufbauen, die sich auf Ehrlichkeit und Transparenz gründet; das heißt, wirklich nackt und ohne Scham zu sein.

Deshalb ist für mich die spirituelle Genesung so viel mehr als die Erlösung vom zwanghaften Essen: Es ist die Erlösung in Beziehungen und in der Familie. Sie besteht darin, in allem meiner Höheren Macht zu vertrauen und zu der Person zu werden, die ich sein kann.

- *Anonym, Montreal, Kanada*

Hungrig nach einer Beziehung zu einer HM

In den letzten Jahren, bevor ich an meinen Tiefpunkt kam und zu OA ging, bestand mein Körper nur aus dem Bereich von der Oberkante des Kopfs bis zum Kinn. Alles andere „da unten" war der hässliche Ballast, den ich anscheinend bis zum Tod herumzuschleppen verurteilt war.

In meiner Collegezeit hatte ich mir selbst und meiner Familie gegenüber mein Comingout als Schwuler. Bei 1,79 m und 91 kg fühlte ich mich hässlich und unförmig und ich nahm an, andere Schwule würden mich auch nicht mögen. In meinen frühen Dreißigern wog ich mittlerweile 110 kg. Eines Tages erkannte ich plötzlich, als ich bei meinem Arzt auf der Waage stand: *Es gibt eine direkte Beziehung zwischen dem Essen, das ich in den Mund stecke, und dem Gewicht, das ich zunehme.* Diese Einsicht brachte mich dazu, eine strenge Crash-Diät zu machen, und in neun Monaten nahm ich 40 kg ab.

Ein attraktiver Mann und ich wurden Partner. Kurz nachdem er bei mir einzog, fing ich wieder mit dem Überessen an. Als er zwei Jahre später Selbstmord beging, tauchte ich wieder ins Essen ein, und wie! Schließlich wog ich 165 kg – die Waage meines Arztes ging nicht höher. Jedes Jahr hatte mein Berater mir empfohlen, es mal mit OA zu versuchen, und jedes Jahr hatte ich gefaucht: „Zu so einem Meeting würde ich nicht mal gehen, wenn Sie mir eine Pistole an den Kopf halten würden!" Jetzt aber war es klar: Ich hatte keine Alternativen mehr.

Bei meinem ersten OA-Meeting war ich die dickste Person im Raum. Aus Angst, dass die Gruppe mich zurückweisen würde, wenn sie herausfand, dass ich schwul war, floh ich vor dem Schlussgebet aus dem Raum. Eine kleine Frau spanischer Herkunft rannte mir nach: „Wir sind wirklich froh, dass du heute zum Meeting gekommen bist", sagte sie. „Und wir hoffen, du kommst wieder!" Ich konnte nicht glauben, dass irgendjemand mit dem abstoßenden Klumpen Kreatur zusammen sein mochte, der ich zu sein glaubte. Wegen dieser Frau kam ich wieder. Ich nahm mir einen Sponsor, arbeitete in den Schritten und brachte die Stärke auf, mich durch eine weitere Crash-Diät durchzukämpfen. Ich benutzte OA, um in zwei Jahren 82 kg abzunehmen. Stellt euch meine Bestürzung vor, als ich entdeckte, dass ich immer noch unglücklich war!

Während der nächsten zehn Jahre hatte ich einige Rückfälle, einen Herzinfarkt und nahm zuletzt bis auf 36 kg alles wieder zu.

Im Herbst vor fünf Jahren hatte ich schließlich bei einem Gewicht von 137 kg die spirituelle Erfahrung, von der das *Blaue Buch* spricht. Zum ersten Mal nahm ich an, dass ich wirklich und wahrhaftig dem Essen gegenüber machtlos war, und ich bat meine Höhere Macht, in mein Herz zu kommen und vollständig das Ruder zu übernehmen. Ich erkannte, dass ich Jahre damit verbracht hatte, den leeren Platz in meinem Herzen mit Essen und Romantik zu füllen, aber in Wirklichkeit nach einer Beziehung zu einer liebenden Höheren Macht hungrig gewesen war, die mich bis ins kleinste Teilchen kannte, mich vollständig unterstützte, bedingungslos liebte und *keine Gegenleistung von mir brauchte, weil sie in sich selbst vollständig war*. Meine lebenslangen Ängste, der Selbsthass und die Angst vor Zurückweisung schmolzen wie durch einen Zauber weg.

Jetzt wiege ich 119 kg. OA ist die Grundlage meines Lebens geworden. Viel von meiner lebenslangen Scham ist von mir genommen worden. Ich bin entschlossen, meinen „treuen Tierkörper“, wie ich ihn nenne, liebevoll zu behandeln, und ich arbeite auf ein gesünderes Körpergewicht hin. Aber ich überlasse die Resultate meiner Höheren Macht.

\- *Anonym*

Mit Beziehungen klar kommen ohne nach dem Essen zu greifen

Wie so viele von uns dachte auch ich, all meine anderen Probleme würden wegschmelzen, wenn ich nur schlank sein könnte. Ich erkannte nicht, dass diesen Vorstellungen unbemerkt Angst folgte. Ich hatte nie einen normalen Körperumfang gehabt, und ich hatte keine Kompetenz dafür, mich ohne die emotionale Barriere, die mein Übergewicht bot, durchs Leben zu bewegen. Ganz sicher hatte ich keine Ahnung, wie ich ohne den Griff zum Essen mit engen Beziehungen umgehen könnte. Vor OA fing ich eine Beziehung an und griff zum Essen, weil ich keine anderen Fertigkeiten hatte, um mit Nähe umzugehen. Deshalb ging jede Beziehung mit einer großen Zunahme einher. Nachdem ich in OA ein normales Körpergewicht erreicht hatte, erfuhr ich bald, dass ich neue Wege erlernen musste, meine Bedürfnisse zu verhandeln, wenn ich meine Genesung behalten und gleichzeitig in einer Beziehung sein wollte.

Der Versuch, starke emotionale Bande mit einer anderen Person zu haben, brachte schwierige Fragen auf: Wieviel Nähe will ich? Wieviel Zeit sollten wir nach meinen Vorstellungen getrennt sein? Wie bitte ich um diese Zeit und diesen Raum, ohne die Gefühle der anderen Person zu verletzen? Was wird geschehen, wenn Gefühle verletzt werden? Was, wenn meine Gefühle verletzt werden? Wer ergreift beim Sex die Initiative? Was, wenn die andere Person mehr Sex will als ich – oder weniger? Werde ich auch dann weiter geliebt, wenn ich zunehme? Was tue ich, wenn wir verschiedener Meinung sind?

Werde ich zum Essen greifen, um den Schmerz zu lindern, den diese Fragen bringen, oder werde ich lernen, neue Wege der Beziehungspflege in die Tat umzusetzen? Ich stellte fest: Wenn ich nicht tun sollte, was ich bisher immer getan hatte, hatte ich drei Möglichkeiten.

Die erste (und vielleicht die schwierigste) Möglichkeit war zu entscheiden, ob ich die Beziehung beenden sollte, um meine Abstinenz zu halten. Am Anfang meiner Genesung hatte ich mir bewusst die Erlaubnis gegeben, jede Partnerschaft zu verlassen, die meine Genesung bedrohte. Mein neues Leben der Freiheit vom Essen und der Besessenheit vom Essen musste vorgehen.

Die zweite Möglichkeit bestand darin, zu dem Elend zurückzugehen, in einer Beziehung und im Essen zu stecken. Ich konnte mich wieder unterdrücken und mich von der Beziehung verschlungen fühlen. Ich konnte „nein" sagen wollen, aber stattdessen „ja" sagen. Ich konnte unterbewusst versuchen durchs Fettwerden Grenzen zu schaffen. Ich konnte mich aus Angst vor Zurückweisung auf alles einlassen, was die andere Person wollte, und dann grollig werden und meine Gefühle in einem Haufen Essen vergraben (das hatte ich oft getan, ohne es überhaupt zu bemerken). Ich konnte mich entscheiden, mir unbewusst zu sein, warum ich aß, und das Gewicht wiederkommen lassen.

Die dritte und beste Möglichkeit, die Option, für die ich mich letztlich entschied, war, in einer Beziehung und in der Genesung zu bleiben. Ich arbeitete wieder in den Schritten und konzentrierte mich speziell auf meinen Umgang mit Nähe. Ich musste lernen, wie ich darum bitten konnte, was ich brauchte, und wie ich Grenzen ziehen konnte. Ich musste im Sechsten und Siebten Schritt an den Unsicherheiten, Eifersucht und Groll arbeiten, die in meinen nahen persönlichen Beziehungen auftauchten. Ich musste andere Genesende nach konkreten Worten fragen, mit denen ich ausdrücken konnte, was ich wollte oder wie ich mich fühlte. Ich musste sagen lernen, was gesagt werden musste, und dabei gleichzeitig mich und meinen Partner wichtig nehmen.

Ich bin froh, erzählen zu können, dass ich seit meiner Ankunft bei OA vor 32 Jahren daran arbeite, ein normales Gesicht zu erreichen oder zu erhalten – *und* mein Mann und ich haben kürzlich unseren 20.

Hochzeitstag gefeiert! Manchmal erfordert das intensive und bewusste Arbeit, aber wenn **ich** das kann, könnt ihr es auch!

- *Anonym*

Die Zwölf Schritte haben mir durch ein lebensveränderndes Ereignis hindurch geholfen

Ich kam vor 23 Jahren zu OA und bin seit meinem ersten Meeting abstinent. Nach ungefähr fünf Jahren in OA hatte ich an einem Freitagnachmittag einen Ausraster auf der Arbeit, und während ich heimfuhr, hatte ich den Gedanken, wenn ich zu meinen Chefs ginge und mir vor ihnen meinen Arm aufschnitte, würden sie sehen, wie sehr ihre Entscheidung mich verletzte. Das erschien mir als eine sehr vernünftige Taktik, aber ich hielt trotzdem bei meiner Ärztin an und erzählte es ihr. Sie empfahl mir, eine Auszeit zu nehmen. Am Montag darauf wollte ich aber doch zur Arbeit gehen, stellte jedoch fest, dass ich die Küche nicht verlassen konnte. Im Lauf der nächsten Woche begriff ich, dass meine Reaktionen nichts mit Fotokopierregelungen zu tun hatten, sondern ausschließlich mit meinen Gender-Identitätsproblemen. Das war eine Tür, die ich selbst in der Genesung fest verschlossen gehalten hatte.

Mit 48 Jahren hatte ich schon mehr als 20 Jahre zu der radikalen lesbischen Community gehört. Jetzt merkte ich, dass ich einen Punkt erreicht hatte, wo nur drei Möglichkeiten blieben: 1. Ich konnte weitermachen wie bisher und die ganze Sache „vergessen", 2. ich konnte versuchen, in irgendeiner Form von Androgynie-Fantasieland zu leben, oder 3. ich konnte den Sprung in die Geschlechtsumwandlung machen und sehen, wo mich das hinbrachte. Die Optionen 1 und 2 bedeuteten den lebendigen Tod und Depression, Option 3 machte mir eine Riesenangst.

Ein paar Monate lang war ich wegen Stress von der Arbeit befreit. Ich machte Inventur, betete und recherchierte. Die Glaubensvorstellungen meiner Kindheit sagten mir, dass Gott wahrscheinlich Transgender-Menschen hasste, und dass ich durch Veränderungen den Körper schänden würde, den Gott mir gegeben hatte. Ich machte weiter meine Angstinventur und betete. Eines Tages wusste ich plötzlich, dass meine Entscheidung gefallen war; auch wenn ich alles verlor und es mich umbrachte, ich würde es durchziehen und das Unbekannte erkunden. Ich begann, Testosteron-Ergänzungsmittel zu nehmen und mich eindeutig als Mann zu kleiden. Sobald die Hormone griffen, fühlte ich mich „normal" und im Frieden.

Zurück an der Arbeit teilte ich der Leitung mit, was ich tat und was ihre rechtlichen Pflichten waren. Ich feierte meine 49. Geburtstagsparty und nannte sie „meine erste Jungenparty". Damals war die Geschlechtsumwandlung so selten, dass die meisten Kollegen, Freunde und OAs sonst niemanden kannten, der transgender war. Es gab keine Rollenmodelle oder Geschichten in den Medien. Ich verlor ein paar Freunde, aber ich gewann viel engere Freundschaften und Unterstützung von vielen anderen.

Die Arbeit in den Zwölf Schritten war ein unglaublich mächtiger und effizienter Prozess für den Umgang mit Problemen, die mit meiner Geschlechtsumwandlung einhergingen, und ich konnte während meiner ganzen Umwandlung meine Abstinenz erhalten.

Inzwischen bin ich seit 18 Jahren ein Mann in OA. Viele Mitglieder kennen meine Geschichte nicht und ich schätze meine Privatsphäre. Ich lege das bei anderen Mitgliedern und Sponsees nur offen, wenn meine Erfahrung für sie relevant oder nützlich sein könnte, um ihnen zu zeigen, wie das Programm uns durch schwierige Zeiten bringen kann. Normalerweise finde ich aber, dass es unangemessen wäre, über meine Transgender-Vergangenheit zu sprechen, nur eine Ablenkung, die die Aufmerksamkeit der Leute von ihren eigenen Problemen ablenken könnte.

Ich bin wirklich in eine vierte Dimension katapultiert worden. Ich bezweifle, ob ich dieses neue Leben hätte, wenn ich nicht im Programm gewesen wäre. Ich wäre wahrscheinlich heute nicht mehr am Leben.

- *anonym*

Sexualität

„Erst als ich in die Genesung kam, konnte ich mir selbst oder einem intimen Partner gegenüber wirklich ehrlich sein.“

- *Anonym*

Es kann schwierig sein, ja sogar Angst machen, über Sexualität zu reden, wenn unser Wissen darüber von einem unglücklichen oder sogar bedrohlichen Ort kommt. Wenn wir in der Kindheit und Jugend diesen Teil von uns nicht als gesund und natürlich zu sehen gelernt haben oder wenn unsere körperlichen Grenzen verletzt wurden, wie können wir da unsere Sexualität annehmen? Viele von uns haben auf sexuellen Missbrauch oder Wirren mit Flucht ins Essen oder Hungern reagiert. Dann steckte unsere Sexualität im Laufe der Jahre in einem Gewirr von Emotionen und Verhaltensweisen fest, die nicht nur uns selbst, sondern auch anderen Schaden zufügten.

Zu lange ist das Teilen über Sexualität hauptsächlich auf die Inventuren im vierten Schritt, Gespräche mit Therapeuten oder spätabendliche Meetings bei OA-Veranstaltungen beschränkt gewesen. Und doch wissen wir, wie viel wir durch die Arbeit mit anderen Aspekten des Programms gewonnen haben, wie z.B. den Lernprozess, Essen als Kraftstoff für ein aktives, gesundes Leben zu benutzen; die Heilung emotionaler Wunden aus der Vergangenheit und Selbstfürsorge durch das Verlassen destruktiver Beziehungen oder Jobs. Wir sprechen offen über diese Teile unserer Genesung.

Jetzt wollen wir es riskieren, auch über unsere Sexualität zu sprechen und es auch wagen, einander anzuhören und zu unterstützen.

Die meisten der folgenden Geschichten wurden von Menschen geschrieben, die Angst hatten, ihre Sexualität zu erkunden – manche viele Jahrzehnte lang. Aber als sie schließlich bereit waren, aus der Dunkelheit ins Licht hinauszutreten, wartete da ein neues Selbst – ein leichteres, helleres und freieres –, um sie zu begrüßen.

Sexueller Missbrauch und die Schritte

Ich bin eine dankbar genesende Esssüchtige. Ich bin seit fast neun Jahren bei OA und seit fast drei Jahren immer nur für einen Tag abstinent. Ich hatte ein spirituelles Erwachen infolge dieser Schritte. Ein weiteres Resultat war, dass ich 45 kg weniger wiege. Ich bin auch dankbar für die geistige und emotionale Nüchternheit, die mit der Genesung einhergeht. Als ich bereit wurde, spirituell in Ordnung zu kommen, begannen auch die geistigen, emotionalen und körperlichen Aspekte meiner Krankheit zu heilen.

Meine Beziehung zum Essen, meinem Körper und meiner Sexualität steht im Zusammenhang damit, dass ich Inzestüberlebende bin. Ich glaube, dass ich damit in OA nicht allein bin – viele von uns haben in ihrem Leben mit einer Form von sexuellem Missbrauch zu tun gehabt. Ich bekomme dafür Hilfe von außerhalb, aber als ich neu zu OA kam, erkannte ich nicht, dass ich die Zwölf Schritte auch hinsichtlich des Missbrauchs und der damit zusammenhängenden Probleme arbeiten musste, darunter Selbsthass und Scham, die mich daran hinderten in meinem Körper präsent zu sein. Ein „Sex- und Beziehungsideal" zu schreiben, war eine sehr heilsame Erfahrung für mich und zeigte mir den Wert, Richtlinien und Grenzen für mich und einen potenziellen Partner setzen.

Die Magie hat für mich immer im Arbeiten aller Zwölf Schritte mit einem Sponsor und unter Verwendung der im *Blauen Buch* dargestellten Methoden gelegen. Das Anwenden der 4.-Schritt-Gebete zu Groll, Angst und Sex hat bei mir Wunder gewirkt, weil ich in Bezug auf diese Probleme jenseits menschlicher Hilfe war. Ich brauche bei Körperbild, Sexualität und Beziehungen eine Macht größer als ich selbst, die mich heilt und mir meine geistige Gesundheit wiedergibt.

Nachdem ich mich den größten Teil meines Lebens für meinen Körper geschämt und mich von ihm betrogen gefühlt habe, kann ich jetzt, mit 40, meinen Körper endlich lieben, annehmen und in ihm präsenter sein auf Arten, die ich mir nicht in meinen kühnsten Träumen hätte vorstellen können – dank eines wundervollen Therapeuten, OA, und meiner HM. Ich übergebe nicht nur meinen Willen und mein Leben der Sorge meiner HM, sondern auch meinen Körper. Mein Gewicht ist Angelegenheit der HM, nicht meine. Meine Sexualität ist mir angeboren, ich muss mich ihrer nicht schämen.

Ich war machtlos dem gegenüber, was mir als jungem Mädchen geschehen ist, und es hat mein Leben den größten Teil meiner Lebenszeit unbewältigbar gemacht. Ich wandte mich dem Essen zu, um mich noch mehr davon zu dissoziieren, anwesend zu sein, da mein Körper nicht gelernt hatte, sich als sicherer Ort anzufühlen. Das Übergewicht – körperlich, emotional und geistig -, das ich herumschleppte, war ein Panzer, der mich vor anderen beschützte.

Ich habe die Zwölf Schritte viele Male mit Sponsoren durchgearbeitet. Durch diesen ständigen Prozess ist die Besessenheit von Körperbild, Selbsthass und Selbstverletzung von mir genommen worden. Das hat mich überrascht, weil ich nie und nimmer gedacht hätte, dass ich in diesen Bereichen meine geistige Gesundheit wiedererlangen würde. Die Versprechen des Neunten und Zehnten Schritts auf S.91ff. des *Blauen Buchs* haben sich bei mir in Bezug auf mein Körperbild, Selbstliebe, Selbstfürsorge und Sexualität schrittweise erfüllt.

Wenn es bei mir funktioniert hat, kann es das auch bei euch. Möge eure HM euch segnen und euch zu diesen Problemen geistige Gesundheit wiedergeben. Wir verdienen es.

- *Anonym, Austin, Texas, USA*

Ein bisschen mehr Gewicht, eine Menge mehr Leben

Als ich zu OA kam, nahm ich nicht ab. Das ist nicht meine Geschichte, denn ich hungerte mich aus, bevor ich ins Programm kam. Ich schwankte zwischen Normalgewicht (das ich hasste) und einem Gewicht, bei dem ich ein Gutteil meiner Knochen sehen konnte. So wollte ich gerne aussehen. So dachte ich, wollte ich aussehen, um Sex zu haben.

Aber selbst, als ich am dünnsten war, fand ich immer etwas zu manipulieren, einen Teil meines Körpers, der nicht genau so aussah oder sich verhielt, wie ich es wollte. Ich musste die Luft anhalten oder mich bedecken oder aufpassen, wenn ich nackt war. Bei Sex – wenn ich welchen hatte – ging es um Macht und Kontrolle. Und die meiste Zeit war ich aufgrund meines Unteressens zu müde, um auch nur Interesse daran zu haben, irgendjemanden außer mich selbst zu kontrollieren.

Meine Geschichte im Programm dreht sich ums Zunehmen. Anfangs war das unglaublich schwer zu akzeptieren. Aber als meine Spiritualität sich vertiefte und meine Beziehung zu meiner Höheren Macht wuchs, begann ich, meinen Körper auf eine Weise zu erfahren, wie ich es vorher nie für möglich gehalten hätte. Während ich mich zwanghaft mit meinem Gewicht beschäftigt hatte, hatte ich keinen Raum, die Tatsache wertzuschätzen, dass mein Körper sich bewegen, fühlen und sich mit einem anderen Menschen zu verbinden vermag. Meine erste Erfahrung mit Intimität in größerem Ausmaß war beängstigend, aber je besser ich mit meinem neuen Körper in Verbindung kam, umso präsenter begann ich mich in ihm zu fühlen. Und sicher, vorher hatte ich so ausgesehen, wie ich es wollte, aber ich konnte nicht viel fühlen – egal in welchem Bereich. Es war, als wäre ich das Bild von etwas, statt der Gegenstand selbst.

Heute bin ich offener für Intimität, als ich es mir je hätte vorstellen können. Statt zu versuchen, das perfekte Bild zu präsentieren, bin ich wirklich daran interessiert, mit anderen und mit mir selbst in Kontakt zu sein. Und was dann geschieht, ist so viel interessanter als alles, was ich manipulieren, kontrollieren oder planen könnte.

- *Anonym*

-

Friede und Trost

Ich wurde von meinem Vater schon sexuell missbraucht, bevor ich zwei Jahre alt war. Die Krankheit des zwanghaften Essens brach im Sommer, als ich sieben war, ernsthaft aus, als mein Vater tagsüber unsere Hauptbezugsperson wurde. Das verschaffte ihm Stunden unbegrenzten Zugangs, daher wurde der sexuelle Missbrauch öfter und schlimmer. Meine Mutter hatte immer mein Essen kontrolliert, aber mein Vater tat das nicht und ich fing an, oft Junkfood zu naschen, um mich zu trösten oder abzulenken. In diesem Sommer nahm ich 9 kg zu – 30% meines Körpergewichts.

Eines Tages kam mein Vater mit einem neuen Auto heim, und meine Mutter wollte ein Bild von uns mit ihm machen. Ich versuchte, mich für das Foto anzuziehen, aber alles, was ich anzog, war zu klein. Meine Mutter schrie, ich solle mich beeilen, also ging ich schließlich in engen grünen Hosen und einem engen rotweißgestreiften Top hinaus. Als ich die Verandatreppe hinunterging, sagte mein Vater: „Na, wir haben auf Weihnachten gewartet, und endlich ist sie da." Ich werde nie die Verachtung in seiner Stimme vergessen. Ich spürte seinen Ekel vor meinem Aussehen, und ich verabscheute mich selbst. Ich hasste meinen absurden, entstellten Körper, und viele Jahre hasste ich auch das Mädchen, das in ihm lebte.

Als ich zu OA kam, begann ich, *Die Zwölf Schritte und Zwölf Traditionen von Overeaters Anonymous* zu lesen. Als ich für die erste Frage im *Zwölf- Schritte- Arbeitsbuch* die Geschichte meines zwanghaften Essens niederschrieb, hatte ich eine schockierende Offenbarung. Vor der Genesung wusste ich, dass ich die gleichen 18 kg den größten Teil meines Erwachsenenlebens immer wieder zu- und abgenommen hatte, und ich wusste, dass ich mein früheres sexuelles Verhalten bedauerte. Das Aufschreiben der Geschichte meines zwanghaften Essens aber zeigte mir, wie sehr mein Essen mit meinem sexuellen Verhalten verflochten war; anscheinend kann sich der Appetit in unterschiedlichen Formen ausleben. Ich suchte verzweifelt die Geborgenheit, Zuneigung und Liebe, die mir in der Kindheit gefehlt hatte. Ich aß, um mich mit Leckereien zu trösten, und ekelte mich dann vor meiner Erscheinung. Ich nahm mit der jeweils trendigen Methode ab, wurde schlank und erregte Aufmerksamkeit, durch die ich mich anerkannt und gut fühlte. Ich missbrauchte die Macht schön zu sein, um eine neue Beziehung anzufangen, aber wenn die Neuheit abklang, fing ich wieder an zuzunehmen. Ich schämte mich wegen meines Aussehens und Verhaltens.

Die Genesung erlaubte es mir, mich selbst ehrlich anzusehen und zu erkennen, dass das Essen mich nie wirklich tröstete, genauso wenig wie romantische Beziehungen. Nur meine Höhere Macht kann es heilen. Der einzige Friede und Trost, den es gibt, kommt von der völligen Übergabe meines Willens und meines Lebens an sie. Die Arbeit in den Schritten hat es mir erlaubt, die Vergangenheit loszulassen und immer nur für einen Tag ein Leben aufzubauen, in dem ich mich nicht zu schämen brauche.

In der Genesung habe ich gelernt, dass ich essen und Essen genießen kann, ohne mich zu überessen oder zu schämen. Ich habe auch gelernt, dass unsere sexuellen Kräfte „gottgegeben und deshalb gut“ sind (*Anonyme Alkoholiker,* S.75). Ich muss nur Gottes Willen für mich suchen bei den Entscheidungen, die ich treffe, und kann das überreichliche „Leben in gesunder und glücklicher Nützlichkeit“ (*Anonyme Alkoholiker*, S.141) leben, für das er mich geschaffen hat. Wenn mir jetzt jemand Aufmerksamkeit schenkt, kann ich lächeln und „danke“ sagen, und ich kann auch gesunde Grenzen ziehen und durchsetzen. Dank Gott, der durch OA und meine esssüchtigen Freunde wirkt, bin ich in meiner Gebrochenheit angenommen und geliebt, und ich bin dankbar. Ich habe ein normales Gewicht und fühlte mich in meinen mittleren Jahren schöner als je als junge Frau (sogar bei meinem niedrigsten Gewicht), weil kein Teil meines Lebens mehr geheim gehalten werden muss. Ich bin frei.

- Anonym

Machtlosigkeit

Ich bin zwanghafte Überesserin, genese immer nur für einen Tag in OA, habe 39 kg abgenommen und bin seit fast zehn Jahren abstinent. Ich will meine Erfahrung, Kraft und Hoffnung im Bereich der sexuellen Beziehungen teilen. Letzten Frühling und Sommer war ich mit einer Besessenheit konfrontiert, die mich völlig überraschte: eine Besessenheit nicht mit Essen, sondern mit einem verheirateten Mann. Es fing unschuldig genug an mit ein bisschen Flirten auf der Arbeit. Da ich den größten Teil meines Lebens übergewichtig gewesen war, hatte ich nicht viel Aufmerksamkeit vom anderen Geschlecht bekommen, und es war extrem verlockend, mit diesem Mann weiterzugehen. Aber ich bin ein OA-Mitglied, das ein spirituelles Leben führt und täglich Gottes Willen zu tun versucht. Mich mit einem verheirateten Mann einzulassen wäre mit all dem nicht vereinbar gewesen.

Wie begegnete ich also einer Versuchung, die für mich sogar noch stärker war als meine Kämpfe mit dem Essen? Zunächst teilte ich mit meiner Sponsorin, die ich täglich anrufe, über meine Gefühle. Danach teilte ich in meinen Meetings, dass ich flirtete und mich hineinsteigerte – und mich beidem gegenüber machtlos fühlte. Leute, die ähnliche Probleme hatten, kamen zu mir, und später rief ich sie an, wenn es nötig war. Ich war nicht allein.

Ein weiteres Werkzeug, das ich benutzte, war das Schreiben. Schreiben brachte mich durch all die starken Gefühle, die ich hatte, und ich brauchte mich nicht zu überessen oder das Falsche zu tun. Vor allem wollte ich meine Abstinenz nicht verlieren, und ich wusste in meinem Herzen, dass ich sie verlieren würde, wenn ich zuließ, dass das Flirten zu einer Affäre wurde.

Gott behütete mich in dieser Zeit. Einmal wollte der Mann mit mir auf der Arbeit allein sein, aber ich bekam einen Anruf von einer Sponsee zu genau der Zeit. Ein anderes Mal bat mich der Mann, ihn anzurufen, aber direkt danach bekam ich eine Nachricht von einer Programmfreundin, die von meiner Besessenheit wusste. An einem anderen Tag sagte ich „nein“, als der Mann mich zu küssen versuchte (obwohl ich in Wirklichkeit „ja“ sagen wollte). Da tat Gott für mich, was ich nicht selbst für mich tun konnte.

Im *Blauen Buch* heißt es: „Wenn Sexualität eine zu große Belastung wird, bemühen wir uns umso mehr, anderen zu helfen. Wir kümmern uns um ihre Nöte und tun etwas für sie. Dabei kommen wir auf andere Gedanken. Es beruhigt den übersteigerten Drang. Diesem nachzugeben, würde ein gebrochenes Herz bedeuten“ (*Anonyme Alkoholiker*, S. 76). In der Zeit, als er flirtete, bekam ich drei neue Sponsees. Es schien, als würde jedes Mal, wenn ich mich herumdrehte, jemand mich bitten, ihn oder sie zu sponsern. Gott schritt ein und zeigte, dass ich mich auf das Programm konzentrieren sollte.

Um diese Erfahrung zu resümieren: Ich merkte, dass ich genauso machtlos meiner Anziehung einem Mann wie dem Essen gegenüber war. Als ich die Zwölf Schritte auf diese Situation anwandte, die Werkzeuge des Programms benutzte und mit anderen arbeitete, wurde meine Besessenheit von mir genommen.

Ich kann meine Abstinenz und meine Integrität erhalten, und ich kann Gottes Willen, nicht meinen, tun.

\- *Anonym, Renton, Washington, USA*

Eine gesunde Sexualität

Als ich verheiratet war, mied ich Sex oft wegen meines Fetts. Ich hasste es, übergewichtig zu sein. Ich hasste meinen Körper und wollte nicht, dass irgendjemand meinen Bauchspeck sah. Ich hatte ein armseliges Körperbild und konnte nicht glauben, dass ich trotz meines Übergewichts attraktiv sein könnte. Ich hatte gehört, dass ich mich lieben und annehmen müsse, bevor ich wirklich jemand anderen lieben und annehmen könnte, aber ich liebte mich nicht und konnte das nicht verändern. Wie sehr ich mich auch bemühte, am Ende kämpfte ich immer mit mir selbst und suhlte mich in Selbsthass.

Im Rückblick glaube ich, dass mein Mann die Tatsache annahm, dass ich übergewichtig war. Er hatte ähnliche Gewichtsprobleme. Aber meine starren Überzeugungen damals wischten alle anderen Standpunkte weg. Ich war in meinem fetten Körper und in meinem Denken gefangen.

Es war nicht nur mein mangelhaftes Körperbild, das die sexuelle Befriedigung in meiner Ehe dämpfte.

Als Teenager und mit sich entwickelnder Sexualität fing ich an, emotional und zwanghaft zu essen, wann immer ich vor schwierigen Problemen stand. Ich glaube, mein damaliges Tun hat mein persönliches Wachstum und meine Reife zum Stillstand gebracht, und als ich heiratete, war ich kein vollständiger, gesunder Mensch.

Vor OA glaubte ich auch, dass mein zwanghaftes Essen meine Persönlichkeit verbogen hätte. Meiner Ansicht nach war ich emotional, körperlich und spirituell „beschädigte Ware". Ich hielt mich für neurotisch und unausgeglichen. Wenn das nicht so war, warum aß ich dann so viel und so verrückt – versteckte Essen, aß nur, wenn ich allein war, machte strenge Diäten, litt Entbehrung und überaß mich dann? War das nicht neurotisches Verhalten?

Nach mehreren Monaten Genesung in OA habe ich eine viel gütigere Einstellung gegenüber mir selbst. Ich weiß jetzt, dass ich eine unheilbare Krankheit habe und mich selbst nicht als normalen Menschen behandeln kann, was das Essen angeht. Ich habe ein paar Pfunde verloren, und das verbessert schon mein Körperbild, aber die wichtigste Veränderung ist meine mentale Perspektive. Ich bin nicht verrückt. Ich bin nur in Bezug aufs Essen unausgeglichen. Die Arbeit in den Zwölf Schritten des OA-Programms hat einen enormen Unterschied in meinem Leben bewirkt.

Ich habe ein neues Körperbild, eine neue Selbstannahme und die Gelassenheit der Abstinenz. Das hat einen einschneidenden Unterschied in meinen Beziehungen bewirkt. Es hat mir neues Selbstbewusstsein gegeben. Ich bin jetzt bereit für eine neue Beziehung. Seit meiner Scheidung habe ich mich verabredet, und einige der Männer, gute Kerle, haben mich angezogen. Ich kann jetzt viel besser Kontakt mit anderen pflegen, Freundschaften aufbauen und dabei die Tür zu romantischem Ausdruck offenlassen. Eine Anerkennung meiner Sexualität bedroht mich nicht mehr, wie das früher war. Ich genieße es, sexuelle Aufmerksamkeit zu erregen, kann aber auch gesunde Grenzen ziehen, die für meine Beziehungen angemessen sind. Das konnte ich vor OA nie.

Gott lehrt mich, wie ich mich selbst lieben und annehmen kann, und ich habe keine Zweifel, dass eine gesunde sexuelle Beziehung erblühen wird, wenn es an der Zeit ist.

- *Anonym, Louisiana, USA*

Das Beste kommt noch

Ich kam als eins der ersten Mädchen in meiner Klasse in die Pubertät, und manche der Mädchen fanden es witzig, bei anderen von hinten nachzusehen, ob sie einen BH entdecken konnten. Also wollte ich keinen tragen. Natürlich hänselten diese Mädchen am Ende des Jahres die, die keinen BH trugen. Obwohl ich weiß, dass ich mich vor diesem Jahr schon regelmäßig überaß, denke ich, dass ich ungefähr zu der Zeit ins zwanghafte Überessen rutschte. Ich schämte mich meines Körpers und (bis auf eine kurze Zeit, als Diätpillen mich vorübergehend zum Zielgewicht brachten,) spürte kaum eine Beziehung zu irgendeiner Art von Sexualität.

Außerdem zog sich mit Beginn der Pubertät mein Vater zurück. Meine Mutter erklärte, dass er „nicht wusste, wie man mit jungen Mädchen umgeht“. Durch seinen Rückzug hatte meine Mutter die meiste Verantwortung dafür, meine Schwester und mich großzuziehen. Als meine Schwester die High-School abschloss, wurde die Beziehung meines Vaters zu ihr wirklich entspannter und besser. Unglücklicherweise starb mein Vater kurz bevor ich 15 wurde, also bekam ich nie die Chance, ein erwachseneres Verhältnis zu ihm zu haben. Das trug wahrscheinlich noch zu meinem geringen Selbstbewusstsein und schlechten Selbstbild bei.

Ich weiß noch, wie ich nach dem High-School-Abschluss mein Jahrbuch ansah und merkte, dass eine der Cheerleaders etwa so viel wog wie ich – aber irgendwie hatte ich gedacht, sie sähe ganz okay aus, während ich mich immer fett fühlte. Auf dem College nahm ich im ersten Jahr 23 kg zu. Durch Diäten bekam ich das Meiste dieses Gewichts herunter, aber auf der Waage ging's rauf und runter, Fressen und Diäten, bis ich mit 26 Jahren ins Programm kam und abstinent wurde.

Zum ersten Mal im Leben trug ich Bikinis und Hot-Pants. Trotzdem fühlte ich mich nicht wohl in meinem Körper, und schon gar nicht empfand ich meine Sexualität als etwas Normales, obwohl ich durchaus männliche Aufmerksamkeit erregte. Einer der Jungen, mit denen ich ausging, konnte mein negatives Selbstbild nicht verstehen. Eines Tages, als ich nackt war, zog er mich vor einen Spiegel und sagte: „Du hast einen wunderschönen Körper – da ist nichts dran, was jemandem nicht gefallen könnte." Obwohl ich ihm nicht ganz glaubte, hielt ich an diesen Worten fest, und sie halfen mir „zu tun, als ob", als ich anfing, in der Hoffnung aufs Heiraten ernsthafte Beziehungen zu haben.

Als ich dann wirklich heiratete, hatte ich immer noch mit meiner Sexualität zu kämpfen. Sex war für mich eher Last als Vergnügen. Psychotherapie und Schrittearbeit halfen mir zu erkennen, dass es in meiner Ehe keine wahre Intimität gab – körperliche und emotionale. Mein Mann und ich ließen uns letztlich scheiden, was uns beide dazu befreite, erfüllendere Beziehungen zu finden.

Heute bin ich in einer wundervollen Beziehung, die es mir erlaubt, meine Sexualität so zu erleben, wie ich es mir vorher nie hätte vorstellen können. Wo auch immer du also jetzt auch bist, ich möchte dir Hoffnung anbieten, dass das Beste erst noch kommt!

- *Anonym*

Das Geschenk, genug zu sein

Ich war 26 Jahre alt, als ich mein erstes OA-Meeting fand. Zu der Zeit hatte ich 14 bis 16 kg Untergewicht und war völlig gefangen in einem erbarmungslosen Kreislauf von Fressen und Kotzen, mehrmals am Tag. Ich hatte mich damit abgefunden zu sterben und glaubte nicht, dass ich mit 30 noch am Leben wäre. Obwohl ich die ersten anderthalb Jahre trotz Meetings weiter mit dem Fressen und Kotzen kämpfte, kam ich immer wieder.

Schließlich nahm ich mir eine Sponsorin, die Frieden, Freiheit und Schönheit hatte. Sie hatte einen tollen Job und eine glückliche Ehe. Sie war liebevoll, annehmend und gütig sich selbst und anderen gegenüber – sogar mir gegenüber! Ich arbeitete mit ihr in den Schritten und praktiziere sie heute auch weiter nach bestem unvollkommenem Vermögen – und es kam für mich ein Leben jenseits meiner kühnsten Träume.

Ich bin jetzt 41 und seit 15 Jahren abstinent. Ich habe einen Körper, der gesund ist und von sich von den Schädigungen meiner Essstörung erholt hat. Während der ersten paar Jahre meiner Genesung hatte ich große Widerstände gegen die Zunahme, die die Abstinenz für mich bedeutete. Ich hatte Angst loszulassen, was ich für einen „sicheren" Körper hielt, voller Angst, all die Gefühle zu spüren, die mein Körper für mich trug – Gefühle in Zusammenhang mit dem Missbrauch, den ich beim Aufwachsen in einer Alkoholikerfamilie sah und erlebte. Ich hatte Angst davor, was Frausein bedeutete. Würde ich schwach sein wie meine Mutter? (Ich betrachtete sie damals als schwach; inzwischen erkenne ich, dass sie regelmäßig von meinem gewalttätigen Vater, der Alkoholiker war, schikaniert wurde.) Würde ich wieder sexuell missbraucht werden wie als Kind oder wie andere Frauen in meiner Familie missbraucht wurden?

Nur durch die Gnade einer liebevollen Höheren Macht und die Zeichen von Licht, Hoffnung und Heilung, die ich in den Meetings und außerhalb erfuhr, konnte ich die kleinen, ruhigen Schritte auf diesem Weg zur Genesung machen. Immer nur für einen Tag, Schritt für Schritt, brachte Gott mich dahin, wo ich heute bin. Ich habe einen Körper, den ich wertschätze, annehme und respektiere. Ich bin emotional und spirituell gesund genug, dass ich einen Mann geheiratet habe, der mich liebt und meinen Körper liebt. Ich habe eine gesunde Sexualität und teile meinen Körper in meiner Ehe. Mein größtes Glück ist es, ein Leben zu haben, in dem die Möglichkeit ein Kind zu haben sich erfüllt hat. Ich habe vor 14 Monaten ein wunderbares Baby geboren. Es ist in meinem Körper gewachsen und mein Körper hat es das letzte Jahr weiter genährt. Es ist perfekt und innen und außen wunderschön. Ich glaube, dass Gott uns alle so sieht, wie wir unsere eigenen Kinder ansehen. Daran muss ich immer denken, wenn ich anfange zu urteilen, zu kritisieren oder mich, andere oder meinen Körper anders als völlig liebevoll und annehmend zu behandeln.

Einer der Slogans von meiner Sponsorin, der bis zu den Wurzeln meiner Krankheit vordrang, war BINGE (= maßlos essen): Because I'm Not Good Enough (weil ich nicht gut genug bin). Ich sehe jetzt BINGE als Lüge an, und ich glaube auf einer tiefen, spirituellen Ebene, dass wir alle da sind, wo wir für heute sein müssen, dass unsere Körper schön sind, so wie sie sind, egal welches Gewicht oder welche Figur wir haben. Als ich aufhörte zu kämpfen, um meinen Körper in Ordnung zu bringen, zu manipulieren und zu kontrollieren, wie ich aussah und wie ich aß, und als ich anfing, mich so anzunehmen und zu lieben, wie ich bin, kam meine Genesung in Fahrt. Wenn wir spirituell heilen, kümmert sich die körperliche und emotionale Heilung um sich selbst. Ich danke jeden Tag für die Geschenke der Genesung und Freiheit von dieser schrecklichen Krankheit, und ich danke OA für das spirituelle Programm, das mich für das Geschenk öffnete. Das Geschenk verschenkt sich immer weiter!

- *Anonym, Highland Park, Illinois, USA*

Ein Panzer aus Fett

Mein Leben und meine Einstellung zur Sexualität haben sich völlig verändert, seit ich die Zwölf Schritte von OA arbeite und Abstinenz gewinne. Als ich heranwuchs, war mir die Vorstellung von Sex immer unangenehm. Dieses Unbehagen entwickelte sich im Laufe der Jahre aus einer tiefen Angst vor dem bedrohlichen Verhalten meines Vaters zu Hause. Er war oft gewalttätig nach einer Sauftour oder berührte mich unsittlich, redete über Sex oder war unverhohlen untreu. Dadurch war ich voller Verunsicherung, Angst und zeitweise Scham.

In diesen Tagen gab es noch nicht so wie heute all die Unterstützung für misshandelte Frauen und Kinder. Als Familie zogen wir nur den Kopf ein und versuchten unsichtbar zu sein. Wir alle benutzten Essen, um uns auf andere Gedanken zu bringen und unsere Gefühle zu beruhigen. Meine Freunde, die bei Geselligkeiten nur die nüchterne und großzügige Seite meines Vaters sahen, meinten, mein Dad wäre cool, und sie würden gern zu unserer Familie gehören. Ich war so verwirrt. Wem konnte ich vertrauen, wenn ich meinem eigenen Vater nicht vertrauen konnte? Ich konnte nur noch ans Weglaufen denken und wie sehr ich wegwollte. Manchmal hatte ich sogar Selbstmordgedanken. Mein wirkliches Leben zu Hause war mein bestgehütetes Geheimnis.

Eines Tages hatte ich eine verrückte Idee: Wenn ich dicker wäre, wäre ich weniger attraktiv und deshalb sicherer. Also schuf ich mir einen Panzer um mich herum, einen Anzug aus Fett, um die sexuellen Annäherungsversuche aller Männer abzuwehren. In meinen Teenager- und Collegejahren sehnte ich mich danach, einen Freund zu haben, aber ich war so nervös und voller Angst, dass er etwas von mir erbitten oder verlangen würde, was ich nicht tun wollte. Ich schämte mich auch meines Körpers, der von dem übermäßigen Essen entstellt war. So war ich freundlich, bis jemand Interesse zeigte, und rannte dann in die entgegengesetzte Richtung fort, so schnell ich konnte, stracks zu meinem besten Freund, dem Essen. Danach fraß ich in meiner Einsamkeit und heulte bei Fastfood, Eis oder Chips.

Als Mittzwanzigerin fand ich einen Mann, der völlig anders war als mein Vater. Wir heirateten und sind jetzt seit 30 Jahren verheiratet. Mein Mann ist immer liebevoll und anständig gewesen, aber ich hatte trotzdem Aussetzer in Bezug auf meinen Körper und Sex. Alte Verhaltensweisen führten dazu, dass ich auf über 170 kg kam.

Bis ich zu OA kam, machte es mir Angst, unter 135 kg zu kommen, weil ich das Gefühl hatte, sonst nicht sicher zu sein. Aber durch die Arbeit in den Schritten und durch Therapie habe ich begonnen, mich von einigen meiner alten Vorstellungen über den Selbstschutz durch Übergewicht zu lösen, und ich habe angefangen abzunehmen. Ich habe jetzt über 77 kg verloren und bin auf dem Weg zu einem gesunden Gewicht. Statt meiner Rüstung aus Fett habe ich nun Vergebung meinem Vater und mir selbst gegenüber, und ich habe gelernt Grenzen zu setzen und für mich selbst einzutreten. Ich habe auch den Glauben an meine Höhere Macht gewonnen und eine Beziehung mit ihr aufgebaut, und ich habe gelernt, meine gottgegebene Sexualität zu schätzen.

- *Anonym*

Selbstfürsorge an erster Stelle

In meiner Collegezeit gab es viele Abende, an denen ich aß, um glücklich zu sein, trank, um mutig zu sein, Sex hatte, um mich geliebt zu fühlen, und das Licht ausmachte, um die Scham wegen all dem zu ignorieren. Meine Sexualpartner und ich kamen selten mehr als einmal zusammen, und wenn, dann fragte ich mich oft, ob wir auch ohne stimmungsverändernde Substanzen intim sein könnten.

Selbst nachdem ich meinen Mann getroffen und mein Leben (in sexueller Hinsicht) in Ordnung gebracht hatte, schleppte ich weiter meine Unsicherheiten mit mir herum und griff immer noch aufs Essen und Trinken zurück, um mich in Stimmung zu bringen, obwohl ich es oft übertrieb und dann schläfrig, lethargisch oder angewidert war, was Sex indiskutabel machte. Mein Gewicht pendelte dauernd aufgrund von Jojo-Diäten und Sport. Das machte mich unsicher bezüglich meiner Körpermaße und infolgedessen schrecklich gehemmt vor meinem Mann.

Mein Gewicht hat sich stabilisiert, seit ich vor einem Jahr zu OA gekommen bin. Jetzt habe ich nur noch eine Kleidergröße im Schrank, wiege mich einmal im Monat und weiß meist, wie ich aussehe. Und ich mag es. Meine sexuellen Aussetzer sind allerdings tief, und ich merke, dass ich in diesem Bereich meiner Genesung noch kaum erst die Oberfläche angekratzt habe. Ich habe mich nie selbst geliebt, bis ich zu OA kam, und Sex ohne Selbstliebe fühlt sich verzweifelt und unbefriedigend an. Wegen OA sorge ich nun in vielerlei Hinsicht für mich selbst wie nie zuvor: Ich kümmere mich um meine körperlichen und medizinischen Bedürfnisse und nehme mir jeden Tag Zeit zum Entspannen. Sexuelles Wachstum – Literatur über Sex und Masturbieren lesen und klar meine sexuellen Bedürfnisse und Wünsche artikulieren – ist Teil dieser Selbstfürsorge.

Da ich mich nie selbst geliebt habe, habe ich mich außerdem damit schwergetan, meine Liebe zu anderen nicht-sexuell wie sexuell auszudrücken. Nun, wo ich Kompetenzen erlerne, ein besserer Mensch und eine bessere Ehefrau zu sein (indem ich ehrlich bin, meine Zeit schenke, lobe und aktiv zuhöre), muss ich auch Wege prüfen, wie ich meine Liebe zu meinem Mann sexuell ausdrücken kann, während ich vorher möglicherweise emotional und körperlich distanziert und kalt war.

Während der vierte Schritt uns ermutigt, die Dämonen unserer sexuellen Vergangenheit anzusehen, müssen wir daran denken, dass Sex dafür gedacht war, wunderschön, liebevoll und lebensspendend zu sein. Wir sollten uns nicht nur auf die Wiedergutmachungen konzentrieren, die wir bei anderen zu leisten haben, sondern auch darauf, was wir bei uns selbst wiedergutmachen müssen, damit wir auf eine gesunde Art Sex haben können, wie es unsere Höhere Macht gedacht hat. Jetzt, da ich nicht mehr von meinem Körper losgelöst bin und meinen Geist nicht mehr mit negativen, gemeinen Gedanken über mich und andere fülle, kann ich zu erforschen beginnen, wie ich auch beim Thema Sex mich und meinen Mann besser lieben kann. Mein Beifall gilt OA für das Erkennen der wahren Zusammenhänge zwischen unserem körperlichen, spirituellen und sexuellen Zustand.

- *Anonym*

Vertrauen wiedergewinnen

Ich bin in einer Adoptivfamilie aufgewachsen, bei der ich mit Sicherheit sagen kann, dass ich dort geliebt wurde. Beim Essen war ich sehr wählerisch. Ich war bis zum Alter von neun Jahren, als ich die Mandeln entfernt bekam, dünn. Dann nahm ich sehr schnell 5 kg zu. Damals hatte ich wegen der Kritik meiner Klassenkameraden zum ersten Mal das Gefühl, dass mit meinem Körper wirklich etwas nicht stimmte. (Ich hielt meinen Körper für „mich“, wie das jedes Kind tun würde.)

Die Pubertät war unangenehm. Ich hatte Angst davor, Frau zu werden, besonders nachdem ich erlebt hatte, wie eine Freundin in dem Sommer, als mir die Mandeln herausgenommen wurden, sexuell belästigt wurde. Obwohl ich mich zu Jungs hingezogen fühlte und mich etwa ab elf Jahren verknallte, versuchte ich oft meine weiblichen Züge zu verbergen, indem ich mich jungenhaft anzog. Die gesellschaftlichen Erwartungen an Frauen, die ich in den Medien sah, machten mich sehr wütend, und doch hatte ich trotz meines Wunsches, respektiert und den Männern gleichrangig behandelt zu werden, zumindest teilweise das irrige Gefühl, mein Wert als Person läge in meinem Körper und wie er aussah.

Mit Fressorgien und Diäten fing es im College an, und ich hatte auch zu dieser Zeit meine ersten Beziehungen mit jungen Männern. Mir war es wichtig, dass sie mich mehr aufgrund meiner Persönlichkeit als wegen meines Aussehens mochten. Ein Junge, in den ich in der Highschoolzeit wirklich verliebt war, starb bei einem tragischen Autounfall als ich 17 war. Ich hatte ihm nie gesagt, was ich für ihn fühlte, und ich erinnere mich noch, dass ich beschloss, wenn ich jemanden wirklich liebte, ihm das zu sagen für den Fall, dass auch er plötzlich starb. Dadurch geriet ich manchmal zu schnell in allzu intime Beziehungen. Als diese Beziehungen übel endeten, schämte ich mich zutiefst und fühlte mich unwert, und ich überaß mich deswegen.

Im Lauf der Jahre verschlimmerten sich meine Krankheit und mein Essen.

In meiner zweiten Ehe kam ich dahinter, dass mein Mann pornographiesüchtig war. Er und ich hatten zwei kleine Kinder, und ich hatte noch mit meinem ersten Mann einen Sorgerechtsstreit um mein ältestes Kind. Das Leben war extrem stressig. Ich wog 80 kg und schien mein Essen einfach nicht mehr kontrollieren zu können, obwohl ich von meinem höchsten Gewicht nach der Geburt (102 kg) herunter war. Es verletzte, demoralisierte und demütigte mich extrem, dass mein Mann mich nicht mehr wollte und Porno und Selbstbefriedigung einer liebevollen und intimen Beziehung mit mir vorzog. Ich fürchtete, auch diese Ehe zu verlieren. Dass mein Mann keinen Sex mehr mit mir haben wollte, schien zu bestätigen, wie schrecklich ich sein musste.

Glücklicherweise kam mein Mann durch einen Freund, der dieselbe Sucht hatte, zu einem Zwölf-Schritte-Programm für Sexsucht. Aber ich war tief traumatisiert, und das Zwölf-Schritte-Programm für Partner von Sexsüchtigen schien mir nicht zu helfen. Durch das Programm wurde mir jedoch endlich klar, dass ich eine Esssucht hatte und Hilfe brauchte. Vor zehn Jahren, an meinem emotionalen Tiefpunkt, kam ich zu OA, bereit um Hilfe zu bitten. Durch Therapie und OA fing ich an zu genesen.

In OA erkannte ich, dass ich eine Krankheit hatte, die meine Beziehung zu meinem Mann zerstören konnte. Meine Essstörung machte mich nicht nur körperlich, emotional und spirituell krank, sondern auch geistig. Ich erkannte, dass ich eine Bedürftigkeit hatte, derer ich mir nicht bewusst gewesen war, und dass mein Weg, Bestätigung zu suchen, folgender war: Wenn ich meinen Mann zum Sex kriegen konnte, bedeutete das, ich war okay. Ich hatte nicht nur eine schlechte Beziehung zum Essen (der Droge meiner Wahl), sondern schien auch ein damit verflochtenes Problem mit Sex zu haben: Ich verwechselte Essen und Sex mit Liebe. Mein Mann hatte definitiv die gleichen Probleme, aber die Droge seiner Wahl war Sex.

Um das Problem sexuelle Beziehungen anzugehen, fand ich eine Therapie zur Behandlung meiner posttraumatischen Belastungsstörung, und mein Mann und ich fingen eine Eheberatung an, was mir half, meine Sexualität wiederzugewinnen und gesündere Grenzen zu wahren. In OA habe ich bei meinem Körperbild einiges an Sicherheitsgefühl wiedererlangt, und ich bin jetzt seit fünf Jahren abstinent und halte ein gesundes Gewicht. Obwohl ich all die Gefühle von Schmerz, Zurückweisung und Betrug wegen der Lügen und Untreue meines Mannes gefühlt habe, weiß ich, dass meine Höhere Macht da gewesen sein muss, um meine Hand zu halten, während ich das durchlebt habe.

Jetzt drücke ich meine Sexualität nicht mehr unangemessen aus. Ich kleide mich dezent oder versuche zumindest nicht mehr, Männer zu fesseln, um mich okay zu fühlen. Mein Mann und ich haben in Bezug auf unsere Beziehung und unseren sexuellen Ausdruck sicherere Grenzen, die beide Genesungsprogramme berücksichtigen. Es ist nicht alles perfekt, aber wir haben herausgefunden, wie wir zusammen sein können, ohne von Verstrickung und Coabhängigkeit beherrscht zu sein. Meine Beziehung zu meinem Mann heilt.

Mit Hilfe meiner Höheren Macht, von Sponsoren und anderen OAs habe ich in mir ein Gefühl von Freiheit und neuer Resilienz gefunden. Ich bin wieder frei, mir selbst und meinem Mann gegenüber ehrlich zu sein, was meine Vorlieben, Wünsche, Ängste, Hoffnungen und Träume angeht. Das Vertrauen wiederzugewinnen, war ein langer Weg. Manchmal muss ich einfach so „tun, als ob" ich glauben würde, dass das Trauma sich nicht wiederholt. Ich kann es riskieren verletzlich zu sein und verletzt zu werden, und ich brauche nicht immer vor möglichen Lügen auf der Hut zu sein. Mit dem OA-Programm, meiner Höheren Macht und meiner Abstinenz habe ich die Kraft, mich dafür zu entscheiden, im Heute präsent zu sein, meine Gefühle zu spüren und damit leben zu können, ohne zu flüchten, weil ich mich jetzt immer nur für einen Tag besser selbst lieben kann.

- *Anonym*

Unterwegs auf dem Pfad der Sexualität

Ich habe immer gemeint, mein Körper sei nicht begehrenswert. Als junges Mädchen konnte ich mir nie vorstellen, dass mich jemand wegen meines Körpers anerkennen würde – ich war immer zu fett. Ich war körperlich übergewichtig, und mein geistiges Fett lastete schwer auf meiner Psyche. Ich konnte nie so weit über den Essensnebel hinaussehen, dass ich mich auf eine Beziehung oder auch nur auf Verabredungen hätte einlassen können.

Ich kam ins Programm, als ich 21 war, und hatte mit 22 meine erste Verabredung überhaupt. Innerhalb von zwei Jahren im Programm lernte ich das Leben kennen. Und während ich zum ersten Mal in meiner kurzen Existenz Erfahrungen mit dem Leben machte, verlor ich das überschüssige Gewicht und begann, das Leben immer nur für einen Tag anzugehen. Plötzlich rückten Männer an und wollten mit mir zusammen sein. Ihre Bedürfnisse und meine Bedürfnisse waren aber sehr verschieden. Ich habe erst vor kurzem meine

Jungfräulichkeit verloren, aber ich habe festgestellt, dass ich eine sehr sexuelle Person bin. Ich habe sexuelle Bedürfnisse, aber das heißt nicht, dass ich mich abwerten und jedem Mann hingeben will, den ich treffe und der an mir interessiert ist – das will meine Höhere Macht nicht für mich.

Ich weiß, dass meine Höhere Macht bestimmte Leute als Lernstoff in mein Leben geschickt hat. Ich habe meine Jungfräulichkeit an einen sehr engen Freund verloren, der behutsam und lieb war. Ich erfuhr, dass ich Männern vertrauen kann – auch wenn es oft gerade Männer gewesen waren, die mich in meiner Jugend am schlimmsten beschimpft hatten. Mein neu gefundenes Vertrauen wurde auf die Probe gestellt, als ich mich in einen Mann verliebte, der exzessiv Sex mit mir wollte, weil er gerade aus einer Ehe kam. Ich dachte, wir hätten eine Beziehung, aber es stellte sich heraus, dass ich mich irrte. Er wollte nicht mehr als bloß Sex mit mir.

Ich bereue diese Erfahrung nicht. Zum ersten Mal wurde mir bewusst, dass ich mit jemandem zusammen sein will, der mich wegen meiner Persönlichkeit, meiner Stärken und meines Seins schätzt, nicht nur wegen meines Körpers. Ich bin in meinen OA-Jahren schlanker geworden, aber es ist mir wichtiger, dass die Person, mit der ich zusammen bin, mich ganz schätzt, nicht nur, dass ich schlank bin – meine neue Figur ist nicht das wahre Geschenk, das ich durch das Programm bekommen habe.

Ich vertraue darauf, dass meine Höhere Macht diese Erfahrungen in mein Leben gebracht hat, damit ich aus ihnen lernen kann. Ich vertraue, dass meine Höhere Macht mich immer nur für einen Tag abstinent durchs Leben begleitet. Wenn ich weiter das nächste Richtige tue (do the next right thing) statt eine Packung Eis zu verschlingen (*so* was von nicht auf meinem Essplan!), wird meine Höhere Macht mir hindurch helfen. Ein guter OA-Freund hat mir mal gesagt: „Nichts ist es wert, dass du deswegen deine Abstinenz verlierst."

Sex ist diese neu gefundene Entdeckung für mich – ich war 23 Jahre lang Jungfrau. Sex ist keinesfalls etwas, das leicht zu steuern ist. Ich bin dankbar, dass ich ein Programm habe, das mir mit den unerwarteten Gefühlen und Gedanken umgehen hilft, die ich in Bezug auf diesen neuen Aspekt meines Lebens habe. Ich bin dankbar, dass ich eine Höhere Macht habe, der ich so wichtig bin, dass sie mir OA-Freunde in meinem Leben gegeben hat. Ohne sie hätte ich nie das Aufgeben meiner Jungfräulichkeit oder die Erfahrung einer reinen Sexbeziehung überstanden. Ich bin dankbar, dass es da draußen andere zwanghafte Überesser wie mich gibt, denen ich wichtig bin und die mich unterstützen.

- *Anonym*

Das Versprechen des 12. Schritts

Mein Weg zu einer lebendigen, gesunden und heiligen Sexualität war eine erstaunliche Reise. Ich bin seit 26 Jahren abstinent, halte ein gesundes Gewicht, bin frei von den Ketten sexuellen Missbrauchs und seit 19 Jahren monogam mit demselben unglaublichen Mann verheiratet. Diese Wunder verdanke ich OA, der Arbeit in den Zwölf Schritten und dem Erleben der Liebe und Gnade einer Höheren Macht, die ich nicht kannte, aber nach der ich mich verzweifelt sehnte.

Ich hatte Übergewicht, solange ich mich erinnern kann. Meine Versklavung durch das Essen – die Besessenheit, der Zwang und die qualvollen Selbstgespräche – fingen schon mit zwei oder drei an, verschlimmerten sich und dauerten an, bis ich mit 31 zu OA fand. Neben dem Trümmerhaufen ungebremster Charakterfehler und tückischer Glaubenssysteme musste ich mich dem Missbrauch stellen. Während ich abstinent blieb, in Meetings ging, einen Essplan befolgte und mit einem Sponsor die Schritte durcharbeitete, suchte ich mir Hilfe von außen. All meine Geschichten mussten in der

Sicherheit der Praxis eines professionellen Therapeuten erzählt werden. Das Ausmaß des Ganzen überstieg die Möglichkeiten von OA. Ich musste zu den Ursachen und inneren Voraussetzungen vordringen (*Anonyme Alkoholiker*, S.69). Wenn ich solche Probleme nicht untersuchte, konnten sie mich zum Essen zurücktreiben. Ich hörte auf, Geheimnisse zu hüten.

Trotz meines Gewichts lagen Jahre ungehemmter Promiskuität hinter mir. Die Abstinenz machte mich schlagartig enthaltsam. Ich musste die Gesamtheit dessen, was aus mir geworden war, betrauern und neu aufbauen. Ich wurde mit fünf Jahren sexualisiert. Verbunden mit einem nicht vorhandenen Sinn für ein Selbst oder einen Selbstwert führte das dazu, dass ich Entscheidungen traf, die zu meinem eigenen körperlichen und sexuellen Unglück als Erwachsene beitrugen. Ich war unfähig zu einer dauerhaften engen Beziehung. Damit sich das ändern konnte, musste ich ehrlich sein. Ich musste anerkennen, was mein Anteil war, wie auch ehrlich darüber sprechen, was mir geschehen war.

Aber all die *großen* Gefühle sind es wert gewesen, damit ich jetzt hier auf der anderen Seite bin. Und ich habe mich nicht zwanghaft übergegessen. Es gab Zeiten, in denen die Grenzen meines Essplans weit gefasst waren, Zeiten, in denen ich zu stark zu- oder abnahm. Ich arbeitete in meinem Programm. Ich lebte mein Leben und sprach darüber. Das Pendel kam zur Ruhe. Heute sind die Besessenheit und der Zwang von mir genommen, und das Essen hat seinen rechtmäßigen Platz.

Nach viel Arbeit habe ich meinen Lebenspartner gefunden. Er war so geduldig, während ich an ihm Vertrauen übte. Schließlich war ich fähig, mir einen wirklich liebevollen und sicheren Mann zu suchen, und wir erfreuen uns heute einer gesunden körperlichen Beziehung. Wir sind selbst jetzt, nach fast 20 Jahren Ehe, leidenschaftlich verliebt und drücken das körperlich aus. Ich musste mich die ersten fünf Ehejahre im Kleiderschrank anziehen, aber das haben wir hinter uns.

Ab und zu schäme ich mich immer noch über meinen nackten Körper und mag nicht, wenn ihn jemand sieht, aber es ist so viel besser.

„Ein spirituelles Erwachen infolge dieser Schritte“ ist nicht nur der 12. Schritt, sondern auch ein Versprechen. Ich bin erwacht: spirituell, emotional, geistig, körperlich und sexuell. Und das hätte nicht geschehen können, ohne dass ich abstinent wurde und mich der absoluten Liebe einer Höheren Macht und der Möglichkeit von etwas Besserem öffnete.

Und es ist so viel mehr, als ich mir hätte vorstellen können.

- *Anonym*

Zur Verletzlichkeit erwachen

Mit 109 kg hatte ich eine Menge Gründe, meinen Körper, meine Sexualität und mich selbst zu hassen. Ich hasste, wie ich angezogen aussah – immer noch in Schwangerschaftssachen, als mein Sohn schon acht Monate war. Ich hasste es, wie ich nackt aussah, und wollte nicht, dass mein Mann sah, wie entstellt ich wirklich geworden war. Weil ich mich selbst hasste, blieben viele Formen der Körperpflege auf der Strecke. Wenn ich mir die Zähne putzte und das Haar wusch, war das ein Wunder. Beine und Achselhöhlen rasieren? Das Haar lang tragen oder Make-up? Vergiss es! Wozu? Ich hatte nur Sex, wenn das Licht aus war, und es war mir unmöglich, in meinem Körper und im Moment präsent zu sein. Natürlich aß ich mehr und mehr, um meiner Realität zu entfliehen und mich dafür zu bestrafen, wie ekelhaft ich innerlich wie äußerlich zu sein glaubte.

Vor vier Jahren, am 22. Juni, konnte ich kapitulieren. Am darauffolgenden Tag begann ich mit der Abstinenz und der Zwölf-Schritte-Arbeit mit einer Sponsorin. In weniger als einem Jahr schmolzen 41 kg weg. Ich halte diesen Gewichtsverlust seit über acht

Monaten. Ich stecke in einem attraktiven Körper normaler Größe. *Attraktiv*, ich? So habe ich mich nie bezeichnet, nicht einmal in der Zeit, wo ich hungerte und das Essen einschränkte und 57 kg wog. Sicher, ich war damals besessen von meinem schlanken Körper, aber im Innersten fühlte ich mich dennoch hässlich und der Liebe unwürdig. Aber der Gewichtsverlust war nicht nur Magie und Sonnenschein. Als mein Fett verschwand, entdeckte ich, dass ich den Puffer verlor, den ich absichtlich zwischen mir und der Welt geschaffen hatte. Unter diesem Fett war ein verängstigtes kleines Mädchen mit der Überzeugung, dass Sexualität falsch und böse ist und dass andere ihre eigene oder meine Sexualität nur benutzen würden, um mich auszunutzen. Ich hatte (und habe noch immer) totale Angst vor echter Intimität und sexueller Beziehung, obwohl mein Mann ein behutsamer, liebevoller und netter Mann ist. Als mein neuer, attraktiver Körper zum Vorschein kam, schreckte ich bei seinen Komplimenten und körperlichen Liebesbezeugungen zurück. Sex wurde sogar noch schwerer und komplizierter als zuvor, weil ich mich verletzlicher und ungeschützter fühlte und die Angst nicht mehr mit übermäßigem Essen betäuben konnte.

Ich begann, noch einmal die Schritte durchzuarbeiten, diesmal zu meinen sexuellen Problemen, und suchte mir Hilfe außerhalb von OA. Ich bin äußerst dankbar sagen zu können, dass meine Einstellung sich langsam verbessert. die Zwölf Schritte helfen mir immer wieder, die Wahrheit hinter meinen Ängsten zu sehen, und geben mir den Mut, mit meinem Mann und gegenüber mir selbst inniger und verletzlicher zu sein. Ich liebe meinen Körper jetzt auch wirklich und achte jeden Tag gut auf ihn. Er ist alles andere als perfekt – an einigen Stellen schlaff und mit vielen, vielen Dehnungsstreifen. Ich bin nicht üppig oder straff. Aber ich kann darauf vertrauen, dass mein Körper genauso aussieht, wie er soll: Er ist ein wunderschönes Gefäß, das dazu gedacht ist, die Botschaft der Hoffnung und Genesung, die ich in OA gefunden habe, zu denen weiterzutragen, die noch leiden.

\- *Anonym*

Der Vergangenheit vergeben

Es ist schwierig für mich, über das Körperbild zu schreiben, ohne ehrlich darüber zu teilen, was für einen Einfluss krankhafte Fettsucht auf mein Leben gehabt hat. Das ging weit über das Körperbild hinaus – 91 kg Übergewicht hatten eine enorme Auswirkung auf meine Psyche, meinen Körper und meine Seele. Ich hatte kein Körperbild, nur eine bewusste Benommenheit vom Essen und eine katastrophale, wahnhafte, schützende Fettschicht. Mein Körper nahm wirklich körperliche Schaden durch meine Esssucht. Ich konnte nicht gehen, passte in keinen Sitz, konnte an keiner körperlichen Aktivität teilnehmen. Selbst das Autofahren schmerzte. Ich kam einen Monat nach einer Operation zu OA: einer vollständigen Gebärmutterentfernung wegen Krebs. Einer der Gründe für diese Form von Krebs ist Adipositas. Endlich war ich verzweifelt genug.

Ich hasste meinen Körper, meinen Geist und meine Seele. Ich bin eine Inzestüberlebende und war brutalem Missbrauch ausgesetzt. Ich sah meinen Körper als etwas an, das ich meiden wollte. Zu anderen Zeiten wollte ich sterben – bewusst oder unbewusst. In meiner Jugend hatte ich dreimal versucht, mich umzubringen. Als ich zu OA kam, hatte ich die gesammelte Lebenserfahrung einer 53-jährigen Frau, die mit 16 Jahren mit einer Menge Schmerz von zu Hause fortgegangen war. Ich hatte Jahre aufgestauter Wut gegen die, die mich missbraucht hatten, gegen mich und meine Höhere Macht. Ich hasste meinen Körper und alles, was mich zu einem sexuellen Wesen machte. Als junge Erwachsene hatte ich eine gewalttätige, missbräuchliche und promiskuitive sexuelle Vergangenheit, die ich bedauerte. Meine letzte Beziehung war kaputtgegangen, weil ich zu- und abnahm, meinen Körper misshandelte und absolut unfähig war, körperlich und emotional zum Leben anzutreten.

Als Erwachsene habe ich von der Fürsorglichkeit großartiger und mitfühlender Menschen profitiert – Psychologinnen und Psychologen und eines gynäkologischen Onkologen -, die alle zu meinem

Wachstum und dem echten Wunder beigetragen haben, dass ich noch lebe. Aber trotz aller Fürsorge und Therapie der Welt blieb ich weiter in der tödlichen und fortschreitenden Krankheit des zwanghaften Überessens. In der Vergangenheit, als mein Körper anfing, Rundungen zu bekommen, zog es mich zum Essen zurück. Ich hatte bewusst und unbewusst so viel Angst davor, ein sexuelles Wesen zu sein, dass, wenn mir jemand sagte, ich sähe gut aus, er genauso gut ein Messer hätte nehmen und mich aufschlitzen können. Diese Worte schickten mich stracks zum Essen zurück. Aber heute weiß ich, dass ich eine körperliche und emotionale Sucht habe – eine spirituelle Krankheit, durch die ich von mir und meiner Höheren Macht abgeschnitten war.

Ich sehe mich heute so: Ich habe 67 kg verloren und dafür genauso viel Liebe und geistige Gesundheit gewonnen. Die Liebe kommt von meinen OA-Freunden. Es ist auch die Liebe meiner Höheren Macht und Selbstliebe. Ich habe mir und anderen die Vergangenheit vergeben und leiste dankbar lebendige Wiedergutmachung. Gewonnen habe ich die Annahme meines sich fantastisch verändernden Körpers und die Freude und Freiheit der Versprechen, die mich erreicht haben. Ich gehe kilometerweit, fahre Fahrrad und mache Yoga. All das geschah durch meine Höhere Macht und das Arbeiten der OA-Schritte. Ich habe eine neue Psyche und einen neuen Körper mit einer neuen geistigen Gesundheit, die mich die Prinzipien des OA-Programms immer nur für einen Tag leben lässt. Ich arbeite im OA-Programm, als hinge mein Leben davon ab, denn das tut es. Tatsächlich kann ich immer nur für einen Tag ein Leben mit Sinn und Zweck leben.

- *Anonym*

Eine Sexualinventur

Ich wuchs als „braves Mädchen“ auf: Brave Mädchen haben vor der Ehe keinen Sex, und ich war an meinem Hochzeitstag Jungfrau. Ich hatte nie mit jemand anderem als meinem Mann Sex. Der sexuelle Aspekt unserer Ehe war nie ein Problem. Wenn andere OAs über ihre Probleme mit dem Sex sprachen, konnte ich das nicht nachvollziehen. Ich glaubte nicht, dass ich welche hatte.

Das *Blaue Buch* enthält im Abschnitt zum 4. Schritt auch Anleitungen für die Sexualinventur. Als ich sie zuerst las, glaubte ich, da wäre eine Inventur überflüssig. Andererseits hatte ich den Verdacht, dass diese Denkweise ein bisschen überheblich war. Es musste da etwas geben.

Ich betete um Führung, setzte mich hin und las noch einmal diesen Satz: „Wo waren wir selbstsüchtig, unehrlich oder rücksichtslos gewesen?“ (*Anonyme Alkoholiker*, S.75)

„Selbstsüchtig, unehrlich oder rücksichtslos“ – mir ging schlagartig auf, dass ich Sex als Mittel zur Manipulation benutzt hatte. Ich liebe meinen Mann, aber ich hatte oft Angst vor ihm und seinen Launen. Wenn ich dachte, dass er über mich (oder die Kinder) verärgert war, ergriff ich sexuell die Initiative, damit er besser gelaunt wurde. Ich benutzte Sex sehr ähnlich wie ich Essen benutzt hatte: als eine Art Überlebenstechnik, um mich durch Zeiten zu bringen, in denen ich das Gefühl hatte, nicht mit meinen Gedanken und Gefühlen klarzukommen, und zu ängstlich war, um für mich selbst einzutreten.

Es war nicht so, dass ich Sex nicht mochte. Ich genoss ihn. Es war nicht so, dass ich unangemessenen Sex hatte. Ich hatte nur mit meinem Mann Sex. Das Problem war, dass Gott Sex für einen Zweck erschaffen hat, ich ihn aber oft für etwas benutzte, wofür er ihn nicht geschaffen hat. Ich wollte *selbstsüchtig*, dass mein Mann anders war, also ergriff ich *unehrlich* die Initiative und vermittelte ihm *rücksichtslos* den Eindruck, dass ich Liebe fühlte und diese Liebe ihm gegenüber ausdrücken wollte – wo doch eigentlich das Gegenteil der

Wahrheit näherkam. Ich fühlte mich unwohl mit ihm, wenn er müde und unleidlich war, und versuchte ihn so zu manipulieren, dass er sich in jemanden verwandelte, in dessen Umgebung ich mich wohlfühlen konnte.

Im nächsten Abschnitt heißt es: Wir „trachteten, ein gesundes und normales Ideal für unser zukünftiges Sexualleben zu formen“ (*Anonyme Alkoholiker*, S.74). Was war mein ideales Sexualleben? Ich hatte mir diese Frage noch nie gestellt. Ich kehrte zu meinem persönlichen Glauben über Gottes Ziel für Sexualität zurück. Natürlich Fortpflanzung, aber wir hatten schon sechs Kinder, und ich fand, wir hatten in diesem Aspekt des Lebens unsere Schuldigkeit getan.

Heute glaube ich, dass Gott will, dass mein Mann und ich sexuell Freude aneinander haben. Er hätte Sex sonst nicht lustvoll gemacht. Ich glaube, dass Gott Sexualität geschaffen hat, damit wir unsere Liebe füreinander ausdrücken, Intimität miteinander genießen und unsere Beziehung als Ehepaar vertiefen können. Im gleichen Abschnitt heißt es im *Blauen Buch*: „Wir baten Gott, unseren Vorstellungen Form zu geben und uns zu helfen, nach ihnen zu leben“ (*Anonyme Alkoholiker*, S.75). Ich brauchte Gottes Hilfe, um mein Sexualleben wieder dahin zu bringen, wo ich es haben wollte.

Ich begann, mich mit mir selbst auseinanderzusetzen und immer eine Miniinventur zu machen, wenn ich Sex initiieren wollte. Was war mein Motiv? Fühlte ich mich wohl oder unwohl? Wenn mein Verlangen nicht meinem Ideal entsprach, war es mein Ziel Abstand zu gewinnen und mein Programm in Bezug auf das eigentliche Problem, das mich beschäftigte, zu bearbeiten.

Da ich Gott erlaubt habe, meine Charakterfehler von mir zu nehmen, habe ich mich verändert. Die schlechte Laune meines Mannes ist *seine,* nicht meine – auch wenn er da anderer Ansicht ist. Wenn er schlecht drauf ist, bitte ich Gott um die Gnade, selbst okay zu sein, auch wenn mein Mann es nicht ist. Als Gott meine Angst von mir genommen hat, habe ich angefangen, mehr für mich selbst einzustehen. Ich fühle mich wohler in meiner Haut, und mein Mann braucht sich nicht zu verändern, damit ich in Ordnung sein kann.

Ich kann nicht sagen, dass ich das alles perfekt hinbekomme. Ich habe immer noch den Impuls, zu Sex bereit zu sein, wenn mein Mann aufgebracht oder wütend ist. Manchmal tue ich es auch. Aber ich bin viel besser, als ich früher war. Das Interessante ist, dass meine Beziehung mit meinem Mann sich verbessert hat und intimer und liebevoller geworden ist, seit ich versuche, meinem Ideal gerecht zu werden.

- *Anonym, Utah, USA*

Mein Körper und der Sex sind Geschenke

Neulich war ich in einem Gruppenchat mit meinen besten Kindheits- und Jugendfreundinnen, als plötzlich das Thema aufkam, welche Frist die einzelnen fürs Erreichen des „perfekten Körpers“ hatten: für den Urlaub, die Hochzeit und – natürlich – für Sex. Früher wäre das sofort eine Rechtfertigung für mich gewesen eine Diät anzufangen. Aber bei meiner Krankheit wäre diese harmlos klingende „Diät“ identisch gewesen mit einer Phase von Hungern kombiniert mit übermäßigem Sport und extremem Selbsthass. Ob ich Urlaub machte oder zu einer Hochzeit eingeladen wurde, ich hätte Sex gesucht, weil ich fand, dass Sex mir Bestätigung gab, dass mein Körper in den Augen eines Mannes annehmbar war. Und mein Diäthalten und meine Suche nach Sex hätten mich in eine Fantasiewelt versetzt, in der ich liebend gern lebte – dass dieser Mann, dem ich im Urlaub oder bei einer Hochzeit begegnete, derjenige war, den ich dank meines perfekten Körpers überzeugen konnte, sich in mich zu verlieben. Das glaubte zumindest mein Fantasie-Ich.

Heute war der Gruppenchat aber anders. Obwohl ich gerade mal fünf Monate Abstinenz habe und erst sieben Monate bei OA bin, konnte ich mich bewusst und liebevoll entscheiden, mich nicht an der Unterhaltung oder der Besessenheit zu beteiligen. Vor allem aber wandte ich mich an meine OA-Freunde, die mich in die richtige Richtung wiesen.

Diese Erfahrung wirft ein so vielfältiges Licht auf meine Genesung – und doch ist das alles nicht mein Verdienst. Sie beleuchtet meine körperliche Genesung, weil ich mich entschied die körperlichen Dinge nicht zu tun die ich früher getan habe, um den perfekten Körper zu bekommen. Sie beleuchtet die emotionale Genesung, die ich erfahren habe, weil ich mich nicht selbst hasste und dafür fertigmachte, dass ich in dem Körper bin, in dem ich jetzt bin. Von höchster Bedeutung ist, dass sie meine spirituelle Genesung beleuchtet, weil ich das auf gar keinen Fall selbst für mich hätte tun können: Das ist die Höhere Macht, wie ich sie verstehe, wie sie durch mich lebt.

Ich verstehe meine Höhere Macht noch immer nicht ganz genau, aber was ich begreife, ist, dass meine Höhere Macht größer als ich ist und mich immer lieben wird. Daher lässt mich jedes Wunder liebevollen Tuns meinerseits spirituelles Wachstum von tief innen spüren, das in meine äußere Welt hinausdringt.

Seit ich in der Genesung bin, arbeite ich daran, meinen Körper als ein Kunstwerk anzunehmen, das nicht meiner Kontrolle unterliegt. Das ist extrem schwierig für mich. Ich frage: „Warum darf **ich** ihn nicht kontrollieren?“ Glücklicherweise vertraue ich aber aus unerfindlichen Gründen meinen Freunden, die mir versprechen, dass es funktioniert. Also halte ich mich weiter an drei Mahlzeiten am Tag, auch wenn mein kranker Geist wirklich glaubt, dass ich Sex in einem Körper wie diesem nicht verdiene und Mahlzeiten auslassen muss, um abzunehmen. In der Genesung habe ich gelernt, dass mein Körper wie auch meine Sexualität Geschenke sind: Sie sind dazu gedacht, liebevoll benutzt zu werden. Heute habe ich Vertrauen, dass ich eines Tages meinen Körper lieben und ein gutes Verhältnis zum Sex haben werde, als Geschenk der Werkzeuge dieses Programms.

\- *Anonym*

Meine 4. Schritt-Spalte: Vergebung lernen

Die zwei Probleme, die ich hatte, als ich zu OA kam, sind dieselben Probleme, mit denen ich heute kämpfe, wenn auch viel weniger: Ich liebe nicht leicht, und ich vergebe nicht leicht – mir und dir. Und wenn ich mich nicht lieben und mir nicht vergeben kann, was hast **du** dann für eine Chance? Gott sei Dank für das Blaue Buch und eine Reihe von großartigen Sponsoren, die mir dies beigebracht haben: Wenn ich zu OA käme, würde ich mich besser fühlen, aber wenn ich in den Schritten arbeiten würde, würde ich besser **werden**. Ich wollte gesund werden, also tat ich, was mir gesagt wurde.

Ich kam mit 24 Jahren und 91 kg zu OA und bekam gesagt, ich solle mit der Arbeit in den Schritten anfangen, ob ich bereit war, das Überessen sein zu lassen oder nicht (wie es in *Die Zwölf Schritte und Zwölf Traditionen von Overeaters Anonymous*, S.27-28, beschrieben wird). Diese Anweisung hat mir das Leben gerettet, weil es noch weitere zwölf Jahre dauerte, bis ich zur Abstinenz bereit war. Obwohl ich von Anfang an einen langsamen Gewichtsverlust hatte, gab ich nicht konsequent Zucker und Mengen-Essen auf. Das kam daher, weil ich noch nicht bereit war alle Gefühle zu fühlen. Und ich hatte eine Menge übermächtiger Gefühle, weil ich von zwei Freunden der Familie sexuell belästigt worden war, zuerst mit fünf und dann noch einmal mit zehn Jahren. Schließlich kapitulierte ich aber, und innerhalb weniger Jahre erreichte ich mein Zielgewicht von 61 kg, ein Gewicht, das ich seitdem halte.

Obwohl ich die Schritte im Lauf der letzten 29 Jahre etliche Male durchgearbeitet habe, bin ich im Bereich Sexualität nicht völlig genesen. Ich kann nicht behaupten, ein glückliches, frohes und freies Sexualleben zu haben, aber ich bin viel gesünder, als ich es bei meiner Ankunft bei OA war. Noch bevor ich abstinent wurde, bin ich einem wundervollen, liebevollen Mann begegnet, und er hat mir versichert, dass er mich liebt, egal, was ich wiege. Das war ein kostbares Geschenk, weil ich von meinem Vater nie bedingungslose Liebe und Annahme erfahren hatte und mein ganzes Leben vor OA in meinen Beziehungen mit Männern immer kompromittiert worden war. Ich hatte zwei Männern nicht vergeben, dass sie mich belästigt hatten, und folglich lebte ich mit einer Opfermentalität. Das Problem beim Leben mit einer Opfermentalität war, dass die Welt mir reichlich Gelegenheit gegeben hatte, Opfer zu sein – bis ich zu diesem ersten 4. Schritt gelangte.

Die Inventur im *Blauen Buch* in „Wie es funktioniert" hat drei Teile (Anonyme Alkoholiker, S.63-77). Ich fing mit „Groll" an, wie auf S.70 bis 73 beschrieben. Ich hatte gelernt, dass Groll einfach bedeutet: „Ich vergebe dir nicht". Also hatte ich meine Arbeit auf diese zwei Männer zugeschnitten. Ich füllte die ersten drei Spalten aus und kam dann zur vierten Spalte, wo ich – laut S.73 – darauf verwiesen wurde, meinen Anteil zu erkennen. Wo war ich „selbstsüchtig, unehrlich, egoistisch oder feige" gewesen? Es war leicht zu sehen, wo ich verängstigt gewesen war angesichts dessen, was geschehen war, aber ich verstand den selbstsüchtigen und unehrlichen Aspekt nicht. Meine Sponsorin erinnerte mich behutsam daran, dass es Zeiten gegeben hatte, in denen ich Verletzendes getan hatte, für das ich mir Vergebung wünschte; daher sei es unehrlich von mir, diesen Männern meine Vergebung vorzuenthalten. Das leuchtete mir ein, aber ich verstand nicht, inwiefern ich selbstsüchtig war. Sie half mir, freundlich und diplomatisch zu sehen, dass ich unfähig bleiben würde, freudig und rückhaltlos in der Welt dienlich zu sein, wenn ich weiter an der

Tragödie der Belästigung festhielte (obwohl sie wahrlich tragisch war). Und das war selbstsüchtig.

Dieser Prozess – meinen Anteil in der vierten Spalte der Inventur nach dem Blauen Buch zu erkennen – öffnete mein Herz wie nie zuvor. Es war keine sofortige Heilung, aber es war mein erster Schritt zu einer endgültigen Heilung. Jahre später, als ich mit einer Sponsee arbeitete, die sexuell belästigt worden war (was bei den meisten meiner Sponsees der Fall ist), fragte sie, warum ich die Verantwortung für meinen Anteil übernehmen musste, wenn ich doch nichts falsch gemacht hatte. Ich sagte ihr, dass sie recht habe; ich hatte nichts Falsches getan. Ich war zehn; er war 50 – das war kein fairer Kampf. Und doch: Auch wenn ich nicht für die Tatsache verantwortlich war, dass diese Männer mich belästigt hatten, war ich verantwortlich für die Tatsache, dass ich ihnen nicht vergeben hatte. Die Notwendigkeit für Vergebung wurde mir also klar, als ich meinen 4. Schritt nach dem Blauen Buch machte, und der Prozess, wie ich vergeben konnte, zeigte sich im Achten und Neunten Schritt.

Ich bin OA, mehreren Sponsoren, die ich im Lauf der Jahre gehabt habe, und dem *Blauen Buch* der Anonymen Alkoholiker (sowie anderer OA- und AA-Literatur) dankbar, dass sie mich eine bessere Lebensweise gelehrt und mir den vollen Zugang zu meinem Herzen eröffnet haben. Ich liebe und vergebe längst nicht konsequent, aber wenn ich Mist baue, weiß ich, wie ich mich entschuldigen und mich wieder neu ausrichten kann, bei wem auch immer das nötig ist. Und egal, ob ich dich verletzt habe oder du mich, in Wahrheit muss ich mich selbst wieder neu ausrichten. Liebe und Vergebung waren schon immer mein Problem, aber glücklicherweise habe ich heute einen Aktionsplan und die Bereitschaft, Gott alles zu geben, was ich bin, indem ich „ja“ sage und die Arbeit tue. Weil ich kapituliere – nur für heute.

\- *Anonym*

Ich bin ein körperliches, sexuelles, spirituelles Wesen

Bevor ich zu OA kam, hatte ich ein kompliziertes Verhältnis zu meinem Körper und meiner Sexualität.

Als Jugendliche war ich gehemmt, schämte mich wegen der Auswirkungen des zwanghaften Überessens auf meinen Körper. Ich fühlte mich als Außenseiterin und hatte sehr wenige Verabredungen. Im College verliebte ich mich heftig in jemanden, der Interesse an mir, aber nicht an Monogamie hatte. Weil ich „im Essen steckte", kannte ich meine Gefühle nicht wirklich, und ich hätte mich ohnehin nicht berechtigt gefühlt, den Mund aufzumachen.

Erst als ich in die Genesung kam, konnte ich mir selbst oder einem intimen Partner gegenüber wirklich ehrlich sein. Durch die Abstinenz habe ich einen besseren Zugang zu meinen Gefühlen und ein aus meinen Erfahrungen gewonnenes Wissen was für mich wahr ist. Im Laufe der Zeit habe ich gelernt, mir genug zu vertrauen und mich zu lieben, um zu glauben, dass ich gesunde, befriedigende Beziehungen verdiene. Die Schritte, besonders der Elfte, haben mir geholfen, so im gegenwärtigen Moment und in meinem Körper zu sein, wie es vor der Genesung nicht möglich gewesen war. Dass ich in OA Liebe, Annahme und Verbundenheit gefunden habe, hat es mir ermöglicht, Liebe und Annahme für mich selbst und einen Partner zu finden.

Dieser Tage bitte ich in meinen Morgengebeten darum, meine Liebe für mich selbst, meine Liebe für die wichtigen Menschen in meinem Leben und meine Liebe zu meiner Höheren Macht fühlen zu können.

Ein wichtiger Teil der Genesung bestand für mich darin zu lernen, mich der Sorge einer Höheren Macht zu übergeben. In intimen Situationen kann ich mich vollständiger der Erfahrung hingeben, loslassen und „dabei sein" (oder einfach nur „sein"). Manchmal fühlt sich Sex heilig an. Ich bin dankbar, ein körperliches, sexuelles und spirituelles Wesen zu sein, das in OA genest.

- *Anonym*

Ein authentisches Ich

Ich bin 71 und seit 49 Jahren im Programm. Am 1. Januar habe ich jetzt 19 Jahre Abstinenz und halte einen Gewichtsverlust von 11 bis 14 kg.

Ich war immer ein pummeliges Kind gewesen, hatte das aber nicht bemerkt, bis mein Vater anfing, mich sexuell zu belästigen, als ich acht oder neun Jahre alt war. Ich finde es bemerkenswert, wie mein Körperbild sofort negativ und schambesetzt wurde.

Meine Geschichte ist insofern typisch, als dass meine Mutter all dem gegenüber blind war, mich mit zehn Jahren auf Diät setzte, die Menge an Margarine, die ich essen durfte, einschränkte. Scham wurde Bestandteil meiner Identität. Als ich zwölf war, fing meine Mutter an, die Sachen zu kontrollieren, die ich zu Hause trug. Die Botschaft war klar: Es war **meine** Verantwortung, dafür zu sorgen, dass mein Vater kein Interesse an mir hatte. Es war kein Zufall, dass mein Essen mehr und mehr außer Kontrolle geriet. Ich wurde mehr gehänselt und versteckte mich, erkannte aber den Zusammenhang nicht. Ebenso wenig überraschend war es, dass ich früh im Leben promiskuitiv wurde, wodurch ich mich in eine Situation brachte, in der ich mit 13 bei einer Verabredung vergewaltigt wurde. Natürlich erzählte ich das keinem; warum sollte ich? Meine Mutter hatte meine früheren Versuche, von ihr Hilfe zu bekommen, immer abgetan.

Versteht bitte, dass meine Mutter keine Rabenmutter war. Sie hatte ihre eigenen Probleme, und sie hatte Angst. Und ihr müsst auch wissen, dass meine Mutter und mein Vater beide nicht mehr am

Leben sind und unsere Beziehung so gut wie möglich geheilt wurde, wie es in *Die Zwölf Schritte und Zwölf Traditionen von Overeaters Anonymous* (S.80) empfohlen wird.

Ich fing früh mit Jo-Jo-Diäten an. Ich war ständig in Angst und lernte nie, auf meine eigenen Ansichten zu vertrauen, egal worüber; sie waren entweder falsch oder wurden ignoriert, oder ich wurde ihretwegen bestraft. Ich hatte nie eine echte Freundschaft, weil ich mich schämte, jemanden nach Hause mitzubringen – wieder Angst. Was das Körperbild betrifft, bekam ich zu hören, dass ich abstehende Ohren hatte, das Haar nie kurz tragen sollte (jetzt ist es seit bald 45 Jahren kurz!). Ich hatte schreckliche Angst ausgewählt zu werden – in der Schule, auf der Arbeit, überall. Ich dachte immer, die Leute würden auf meine Hüften und Schenkeln sehen. Ich hasste die Tatsache, dass ich am Leben war, und fühlte mich total unwert.

Beziehungen waren unmöglich – ich nahm Geiseln. Ich konnte nicht streiten – ich verließ den anderen einfach endgültig. Ich hatte keine Lebenskompetenz. Jedes Mal, wenn etwas geschah, benutzte ich Essen, um mich zu bestrafen oder mich zu zerstreuen. Zu Hause hatten wir nicht unbegrenzt Geld für Essen; das verstärkte noch mein Mangelgefühl.

Ich kam durch ein anderes Programm zu OA. Ich wollte eigentlich gar keine geistige Gesundheit – den Begriff hatte ich noch nie gehört. Ich wollte schlank sein! Das war alles. Durch die Verwendung eines alten OA-Essplans wurde ich wirklich schlank. Ich liebte die Aufmerksamkeit so sehr, dass ich zwei Affären hatte. Schließlich sah ich so gut aus, dass es ein Jammer gewesen wäre, das nicht mit anderen zu teilen. Ist es nicht das, was Männer wollen? Mein Denken war echt schräg.

Jahre der Arbeit und des Lebens in den Schritten und Traditionen, das Teilnehmen in unzähligen Meetings und bei jedem nur möglichen Treffen und Workshop haben mir ganz langsam geholfen, ein authentisches Ich zu werden. Ich habe mich mit dem 3. Schritt schwergetan. Ich lebe jetzt den 11. Schritt jeden Tag und in jeder Situation. Ich werde älter, und das macht sich körperlich bemerkbar. Das Älterwerden ist nicht leicht; Diagnosen erfordern bei meinen Medikamenten und meinem Essplan Veränderungen, was Einfluss auf meinen Körper hat. Aber ich bin stolz darauf, wie ich mich selbst nach bestem Vermögen halte. Ich bin jemand, der Freunde hat und überhaupt nicht mit Angst und Scham zu kämpfen hat. Ich mache meine Fußarbeit, und meine Höhere Macht sorgt für mich. Heute benutze ich die Werkzeuge, Schritte und Traditionen, und ich tue Dienst und lebe in Dankbarkeit!

Anonym

Körperliches Erwachen

Als ich zum ersten Mal zu OA kam, wog ich 113 kg und war voller Selbsthass. Mein Körperbild reichte so weit, dass ich die Existenz meines Kopfs, der Hände und Füße akzeptierte – alles andere existierte nur bei Bedarf. Ich war in meiner zweiten unglücklichen Ehe und hatte zwei Kinder.

Meine erste Sponsorin brachte mich gleich zu den Zwölf Schritten und im 4. und 5. Schritt vollzog ich das Anerkennen und Loslassen des Schamgefühls, das aus vielen Jahren sexueller Belästigung und Promiskuität von der Kindheit bis in die frühen Erwachsenenjahre herrührte. Ich spürte körperlich fast nichts und war oft meinen Partnern zu Willen, einfach um gemocht und berührt zu werden. In der Ehe war Sex Pflicht. Ich war in einer strengen Religion groß geworden und hatte vermittelt bekommen, dass das Erkunden des Körpers, wie etwa Selbstbefriedigung, Sünde war. Gott und die Sexualität, das ging nicht zusammen.

Die Ehrlichkeit von OA zusammen mit den Zwölf Schritten heilten mich in vielen Lebensbereichen. Ich hörte, wie Frauen und Männer offen und frei über Dinge teilten, die ich vor OA niemals zugegeben hätte. Ihr Teilen gab mir die Freiheit, das auch zu tun. Mit wackliger, unvollkommener Abstinenz begann ich, meinen ganzen Körper zu spüren und die Erfahrung an einem sicheren Ort zu teilen. Zum ersten Mal in meinem Leben hatte ich sexuelle Gefühle und konnte ohne Scham über sie sprechen.

Es war keine perfekte OA-Reise für mich. Meine zweite Ehe zerbrach, aber ich hatte OAs, die mir durch den Schmerz hindurch halfen. (Ich habe immerhin Schmerz *empfunden*!). Seit der Scheidung gab es sexuelle Beziehungen, aber ich habe nicht wieder geheiratet. Ich habe gelernt, meinen Körper ohne Scham zu erkunden. Ich habe gelernt, allein zu leben und meine eigene Gesellschaft zu genießen.

Die Abstinenz fällt mir nicht leicht, aber wenn ich einen Rückfall hatte und aus OA ausgestiegen bin, bin ich immer schnell wieder zurückgekommen! Ich trage jetzt Größe L statt XXXL. OA ist der Ort, an dem ich am ehrlichsten bin und mich frei fühle, ich selbst zu sein. Ich habe gelernt, dass ich meine eigenen sexuellen Bedürfnisse ohne Scham erfüllen kann, mit oder ohne Partner. Und ich habe gelernt, dass Gott sich auch mit Sexualität befasst.

Ich werde dieses Jahr 70 und bin mit dem Leben zufrieden. Ich wundere mich immer noch, dass ich schon so lange lebe! Oft schaue ich in den Spiegel und sage „ich liebe dich“ zu der schönen, sexy, spirituellen Frau, die mich da anschaut.

\- *Anonym*

Wie es jetzt ist

Als ich im Januar vor 18 Jahren bei OA ankam, arbeitete ich seit zwei Jahren im Rahmen einer Therapie an meinen Problemen, die vom sexuellen Missbrauch in der Kindheit herrührten. Ich aß zwanghaft, daher empfahl mir mein Therapeut, zu OA zu gehen. Zu diesem Zeitpunkt wusste ich, dass ich eine posttraumatische Belastungsstörung hatte, besessen-zwanghaft und ausgeprägt chronisch depressiv war. Ich hatte auch einen starken Geist und eine Liebe zum Lernen sowie die Sehnsucht, mich zu verändern.

Meine Sexualität und mein Körperbild hatten mir Probleme gemacht, seit ich sechs war. Damals wurde ich an einem heißen Sommertag von einer Gruppe Jungs sexuell belästigt, als keine Erwachsenen in Sichtweite waren. Ich glaubte, das sei alles meine Schuld, bis mein Therapeut mir klarmachte, dass ich erst sechs Jahre alt war – ein unschuldiges Kind.

Als mein Körper sich zu verändern begann, weigerte sich meine Mutter, mich einen BH tragen oder meine Beine rasieren zu lassen, bis ich 13 war. Durch das schwarze Haar auf meinen Beinen sahen diese aus, als gehörten sie zu einem Mann, daher wurde ich viel gehänselt. Ich war schüchtern, verabredete mich in der High-School nie und ging auf dem College zum ersten Mal tanzen. Einmal wurde ich so depressiv, dass ich aufhörte, mich um mich zu kümmern. Ich ging nicht mehr in den Unterricht und aß kaum etwas. Ich hatte keine Ahnung, was mit mir geschah oder was ich dagegen tun sollte. Ich hatte eine Beziehung mit einem Mann, mit dem ich mich verlobte.

Ich heiratete ihn, als ich 21 war, schleppte aber sexuelle Probleme mit mir herum, die diese Ehe 30 Jahre lang beeinträchtigten. Ich fühlte mich überhaupt nicht feminin, sondern vielmehr wie ein zehnjähriges Kind. Ich lebte hauptsächlich im Kopf, fantasierte und konnte meine Gefühle nicht ausdrücken. Ich spürte viel Unruhe und Angst. Ich hatte eine Menge Erwartungen. Wenn sie sich nicht erfüllten, verwandelte ich sie in Groll. In dieser Zeit meines Lebens wollte ich es allen recht machen und suchte stark nach Zustimmung und Anerkennung – in anderen Worten: Ich war sehr coabhängig. So kam ich mit 48 Jahren mit einer Menge Verleugnung in Bezug auf mein Körperbild und Verhalten zu OA.

Als ich in den Meetings zuhörte, mit einer Sponsorin die Schritte arbeitete, abstinent wurde und zuließ, dass Menschen mich liebten, fing ich an zu heilen. Dann lernte ich, mich auf eine fürsorgliche Art selbst zu lieben, was gesundes Essen, Gebet, Meditation und Schrittearbeit beinhaltete. Ich begann mit Hilfe von OA, meinem Therapeuten und Gott, wie ich ihn verstehe, meine Vergangenheit zu heilen.

Wie ist es jetzt für mich? Heute habe ich Beziehungen, die emotional und spirituell erfüllend sind. Ich habe eine Freude in mir, die wie eine überfließende Quelle sprudelt. Die Freude leuchtet mir aus den Augen und zeigt sich in meinem Lächeln (wie auch in der Art, wie ich mit Menschen in meinem Umfeld umgehe). Ich habe den Leuten aus meiner Vergangenheit vergeben. Durch die Schrittearbeit kann ich für die Menschen präsent sein, die ich heute liebe.

Auch körperlich habe ich Heilung gefunden. Ich muss mich nicht mehr mit überschüssigem Fett schützen. Jetzt schütze ich mich mit gesunden Grenzen und drücke meine Gefühle aus, statt sie in übermäßigem Essen zu vergraben. Mein Körperbild hat sich verändert. Dadurch sorge ich viel besser für mich. Ich versuche nicht mehr, irgendetwas perfekt zu machen. Wie jeder andere habe ich Tage, an denen ich schlecht drauf bin; bloß sind es jetzt weniger. Heute kann ich aufrichtig sagen, dass Gott mich an einen wunderschönen Ort in meinem Leben gebracht hat, der voller Hoffnung ist. Was auch immer geschieht, ich bin okay.

Mit tiefer Dankbarkeit teile ich heute diese Botschaft von Erfahrung, Kraft und Hoffnung mit euch. Wenn ihr da draußen seid und euch abmüht, denkt bitte daran, dass ihr geliebt und angenommen seid, gerade so, wie ihr seid. „Willkommen bei OA. Willkommen daheim!“

- *Anonym*

-

Gebete um Heilung

Meine Heilung und Genesung von sexuellem Missbrauch in der Kindheit stecken noch in den Kinderschuhen. Aber Genesung und Heilung geschehen dank der Macht Gottes und dadurch, dass ich mir meine spirituelle Seite erschließe. Bis vor kurzem hatte meine Spiritualität trotz vieler Jahre Beratung und Psychotherapie keine Stimme.

Im Alter von 7 bis 19 Jahren wurde ich sexuell, körperlich, psychisch und emotional missbraucht und zur Geheimhaltung gezwungen, sodass ich zum Schweigen gebracht und allein war. Ich begrub das alles tief in mir, aber Überessen, das Essen falscher Nahrungsmittel und übermäßiger Alkoholkonsum gehörten immer zu meinem Leben.

Meine Erinnerungen kamen erst wieder hoch, als mein Bruder sich das Leben nahm, und ein Schloss tief in mir aufsprang. Meine Ehe zerbrach, und meine Geschwister glaubten mir den Missbrauch nicht. So verstärkte sich mein Gefühl von Isolation noch.

Ich war in einem Zustand völliger Verzweiflung, Trostlosigkeit und Angst, als ich es zum zweiten Mal mit OA versuchte. In den letzten siebeneinhalb Monaten habe ich mich aktiv in die Zwölf Schritte von OA gestürzt. Ich gehe mit Gott und habe keinen Zweifel, dass er mich führt.

Ich habe schwere körperliche Probleme, derer ich mir tagtäglich bewusst bin. Ich will Gottes Hilfe bei diesen Problemen und als ich letztens spazieren ging, schüttete ich ihm mein Herz aus. Mir wurde der wohl fantastischste Sonnenuntergang geschenkt, den ich je gesehen habe. Ich kam mit innerem Frieden heim, aber auch mit dem Bedürfnis, Gebete zu schreiben – Gebete, die sich direkt mit den schmerzhaftesten Bereichen meines Lebens befassen.

Zuerst bete ich um Heilung für meine Hände. Ich kratze sie, bis sie wund sind, versuche dann, sie einzucremen, kann aber die Creme noch nicht in die Haut einreiben. Zweitens bitte ich um Gottes Hilfe bei den Problemen, die ich mit der Haarpflege habe, die auch schlechte Erinnerungen wachruft. Drittens will ich Hilfe bei der Selbstfürsorge und persönlichen Hygiene. Ich habe Schwierigkeiten, Hautprodukte zu verwenden, und bewusstes Duschen ist unangenehm. Aber ich habe angefangen, mir gelegentlich Wasser über den Rücken und dann vorne über meinen Körper laufen zu lassen. Das ist ein Anfang. Ich habe auch nach etlichen Jahren aufgehört, mich täglich selbstzerstörerisch zu ritzen.

Ich will Gottes Hilfe auch bei der psychischen Heilung: Wenn ich draußen spazieren gehe, verursacht mir manches Flashbacks, aber ich kann jetzt innehalten und laut sagen, was ich sehe, und dass das Objekt mich nicht verletzen kann. Ich versuche, jede Erfahrung anzunehmen und Gott dafür zu danken. Schließlich bete ich darum, mein Leben Gott zu übergeben, meine Liebe für ihn auszudrücken und ihm zu vertrauen, dass er es zu seinem Ruhm verwendet.

Ich glaubte damals bei meinem Spaziergang, als ich mit Gott sprach, und jetzt noch mehr, dass meine Gebete mir von Gott gegeben wurden, und ich bete sie täglich. Ich habe jetzt ein echtes Gefühl von Hoffnung, dass meine Genesung auf jeder Ebene auf dem richtigen Weg ist. Sie entwickelt sich vielleicht langsam, aber sie ist da, immer nur für einen Tag. Ich spüre sehr stark, dass Gott mich an einer Hand hält, und OA hält die andere – was für ein Wunder. Ich bin sehr gesegnet.

Ich hoffe und bete sehnlich, dass ich, während ich heile, meine Hände denen entgegenstrecken kann, die auch an den Nachwirkungen sexuellen Missbrauchs leiden.

- *Anonym*

Ich bin vorbereitet

Ich bin eine Inzestüberlebende, und mein höchstes Gewicht lag bei 168 kg. Derzeit wiege ich 128 kg. Als das Gewicht herunterging, hatte ich Angst, weil es mein Selbstschutz davor war, noch einmal missbraucht zu werden. Ich hatte mich von meinem Körper abgespalten, und sexuelle Intimität macht mir Angst. Mehr als 30 Jahre lang hatte ich keine sexuelle oder enge Beziehung.

Jetzt, da ich in den Schritten arbeite und professionelle Unterstützung bekomme, wache ich zu mir selbst und der Welt auf. Ich werde präsent. Zum ersten Mal in mehr als 30 Jahren bereite ich mich auf die Möglichkeit vor, sexuelle Intimität zu erleben. Im Folgenden sind die Schritte, in denen ich zu meiner Sexualität und dem Missbrauch gearbeitet habe.

1. **Schritt:** Das Leben war nicht zu meistern, weil es mit Sexualität verbunden war. Ich hatte ungesunde Einstellungen zu meinem Körper und Sex.

2. **Schritt:** Ich glaubte, dass meine Höhere Macht mein sexuelles Trauma heilen und geistige Gesundheit und Ganzheit in mein Leben zurückbringen kann.

3. **Schritt:** Ich erkannte, dass meine Höhere Macht mich bedingungslos liebt und mein Vertrauen verdient.

4. **und 5. Schritt:** Fast zum ersten Mal machte ich eine Inventur von mir selbst und schrieb über meinen sexuellen Missbrauch

einschließlich meiner Scham und Schuld. Jemandem zu erzählen, was geschehen war, machte mir höllische Angst, und ich war wieder voller Scham und Schuldgefühle. Aber als ich meinen 4. Schritt dann wirklich mit meiner Sponsorin teilte und sie liebevoll und annehmend war, fühlte ich mich enorm erleichtert und meine Scham begann sich aufzulösen.

6. **Schritt:** Als ich die Liebe meiner Höheren Macht annahm, war ich bereit, all diese Scham und Schuld loszulassen ebenso wie die Verfälschungen und Mängel.

7. **Schritt:** Ich bat meine Höhere Macht demütig, meine Schwächen von mir zu nehmen (einschließlich der Scham und Schuld). Ich schämte mich schrecklich wegen meines Körpers. Ich passte nicht durch Drehkreuze oder in Flugzeugsitze oder auf die meisten Stühle. Ich schämte mich, einen Badeanzug anzuziehen und zu sehen, was ich meinem Körper angetan hatte: die Fettpolster, Dehnungsstreifen und die hängende Haut. Ich fühlte mich schuldig für das, was ich meinem Körper angetan hate, auch für das Ritzen. Ich fühlte mich schuldig, weil ich mich nicht körperlich gegen meine Missbraucher gewehrt und weil mein Körper physisch auf den Missbrauch reagiert hatte.

8. **Schritt:** Ich machte eine Liste aller Personen, die mich verletzt hatten, und wurde bereit, meinen Missbrauchern und mir und anderen, denen ich geschadet hatte, zu vergeben.
9. **Schritt:** Ich leistete Wiedergutmachung an mir selbst, einschließlich Wiedergutmachungen an meinem Körper. Ich vergab auch meinen Missbrauchern und leistete denen, die ich verletzt hatte, Wiedergutmachung.

10. **Schritt:** Ich bleibe emotional ausgeglichen, indem ich täglich den 10. Schritt mache. Ich lasse fortwährend alle Scham, Schuld oder Angst los, wenn sie aufkommen.

11. und 12. Schritt: Ich nehme die Liebe und Heilung meiner Höheren Macht an und hoffe, dass ich durch das Teilen meiner Geschichte anderen helfe und die Botschaft weitertrage.

Durch meine Höhere Macht kann ich heilen, lieben und vergeben – und immer nur für einen Tag aufstehen und dem Leben mit Hoffnung und Freude begegnen.

- *Anonym*